S0-BYN-537

AUG 2019

Dra. Elizabeth Kilbey

NIÑOS

DESCONECTADOS

CÓMO PUEDEN CRECER NUESTROS HIJOS SANOS Y FELICES EN LA ERA DIGITAL

REDWOOD CITY PUBLIC LIBRARY
REDWOOD CITY, CA

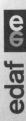
edaf

NIÑOS DESCONECTADOS

**Cómo pueden crecer nuestros hijos sanos
y felices en la era digital**

Dra. Elizabeth Kilbey
con Heather Bishop

MADRID – MÉXICO – BUENOS AIRES – SANTIAGO
2018

Título original: Unplugged Parenting

© 2017, Elizabeth Kilbey. Todos los derechos reservados.

© 2018, De la traducción, Mamen Escudero Millán

© 2018. Editorial EDAF, S.L.U, por acuerdo con Headline Home, una división de
Headline Publishing Group, representado por The Foreign Office, Agencia Literaria,
C/ Roselló, 104, Entl 2ª, 08029 Barcelona, España.

Diseño y composición de interior: Diseño y Control Gráfico, S.L.

Diseño de cubierta: Gerardo Domínguez

Editorial Edaf, S.L.U.
Jorge Juan, 68,
28009 Madrid, España
Teléf.: (34) 91 435 82 60
www.edaf.net
edaf@edaf.net

Ediciones Algaba, S.A. de C.V.
Calle 21, Poniente 3323 - Entre la 33 sur y la 35 sur
Colonia Belisario Domínguez
Puebla 72180 México
Telf.: 52 22 22 11 13 87
jaime.breton@edaf.com.mx

Edaf del Plata, S.A.
Chile, 2222
1227 Buenos Aires (Argentina)
edaf4@speedy.com.ar

Edaf Chile, S.A.
Coyancura, 2270, oficina 914, Providencia
Santiago - Chile
comercialedafchile@edafchile.cl

Queda prohibida, salvo excepción prevista en la ley, cualquier forma de
reproducción, distribución, comunicación pública y transformación de esta obra sin
contar con la autorización de los titulares de la propiedad intelectual. La infracción
de los derechos mencionados puede ser constitutiva de delito contra la propiedad
intelectual (art. 270 y siguientes del Código Penal). El Centro Español de Derechos
Reprográficos (CEDRO) vela por el respeto de los citados derechos.

Todos los estudios de caso presentados en este libro se basan en familias con las
que he tenido trato en el curso de mi trabajo clínico. No obstante, con objeto
de proteger la confidencialidad de los pacientes, sus nombres y algunos rasgos
identificativos de los mismos se han modificado.

Abril de 2018

ISBN: 978-84-414-3843-9
Depósito legal: M-8827-2018

PRINTED IN SPAIN   IMPRESO EN ESPAÑA
COFÁS

A Rita y Roy

Índice

Introducción

¿Por qué necesitamos desconectar?

Hay una bomba de tiempo que no para de hacer tictac en las vidas de nuestros hijos. Es algo que está presente en los colegios, en las guarderías, en los hogares, en nuestro dormitorio, en nuestro cuarto de estar y en cualquier lugar de nuestra casa, accesible con facilidad las 24 horas del día. Se trata de algo que causa discusiones en el ámbito familiar y que afecta al cerebro de nuestros hijos, a su comportamiento, a su peso y a su desarrollo.

Está cambiando la forma en la que los niños juegan, el modo en el que socializan y las actividades que ocupan su tiempo. Esa bomba de tiempo es el uso de los diferentes dispositivos de pantalla, y lo más grave es que los padres, en su mayoría, se sienten incapaces de desactivarla o, al menos, de cambiar su mecanismo.

Como psicóloga clínica, he ayudado a cientos de niños y a sus familias y he podido comprobar que el tiempo que sus hijos pasan ante las pantallas les preocupa más que ninguna otra cosa. Es la única preocupación en la que coinciden prácticamente todos los padres con los que tengo contacto y es el asunto del que más se habla en el ámbito de la moderna crianza de los hijos.

La mayor parte de los padres están muy preocupados por la cantidad de tiempo que sus hijos pasan ante una pantalla, al tiempo que se sienten realmente confundidos en lo que respecta a cuáles son los verdaderos riesgos de ello y qué deben hacer para afrontar y resolver el problema.

A finales de 2016 un informe de Ofcom* puso de manifiesto que Internet había reemplazado a la televisión por primera vez como pasatiempo favorito de los niños británicos[1]. Recientes investigaciones muestran que, en el Reino Unido, casi la mitad de los padres siente temor de que sus hijos se conviertan en adictos a los dispositivos de pantalla, con un porcentaje de padres sorprendentemente alto, de hasta el 47%, que consideran que sus hijos pasan demasiado tiempo «conectados»[2]. Si a ello se añade el hecho de que no existen directrices oficiales sobre el modo de gestionar el tiempo que los pequeños pasan frente a las pantallas de móviles, *tablets* y demás dispositivos de este tipo, es fácil comprender que los padres se sientan desorientados, confusos y temerosos.

La preocupante verdad es que los efectos a largo plazo del uso de pantallas por parte de los niños aún no se conocen bien, aunque, como veremos, las evidencias de las que se dispone hasta ahora resultan francamente inquietantes. He podido observar de primera mano esos efectos en los niños y jóvenes con los que trabajo. Es habitual para mí atender casos de adolescentes que pasan tal cantidad de tiempo conectados *online* que pierden su capacidad de conciliar el sueño o reducen de manera drástica su rendimiento escolar. Sirva de ejemplo el caso de un muchacho de 14 años, que pasaba 19 horas al día conectado en la red y rechazaba ir al colegio y salir de su habitación. Este es un caso extremo tan alarmante que es fácil pensar que se trata de una situación límite muy ocasional pero, por desgracia, no lo es tanto. Con una frecuencia cada vez mayor me encuentro con niños de corta edad que quedan tan absorbidos por la conexión a la red que se hacen pis encima por no tener que alejarse del dispositivo que estén manejando para ir al baño. Uno de los niños que traté en su día llegaba hasta tal punto su obsesión por permanecer junto a la pantalla, que se llevaba un orinal a su habitación para no perder tiempo al hacer sus necesidades y no alejarse de su juego *online*. Cuando inicié mi actividad profesional hace veinte años, nunca me enfrenté a casos parecidos; simplemente, no existían. Pero hace veinte años Internet no era lo que es ahora: no estaba omnipresente en todos nuestros hogares y en todos nuestros lugares de trabajo. Nunca hubiera sido capaz de prever en qué medida acabaría por invadir tanto mi trabajo como las vidas de los niños con los que trato al realizarlo.

---

*Organismo británico responsable de la regulación en el mercado de las telecomunicaciones.

¿Cuál es la razón del problema?

Demasiado tiempo ante una pantalla puede provocar en los niños «lesiones cerebrales a largo plazo»[3].

El exceso de tiempo *online* es una posible «causa de enfermedad mental en niños»[4].

Día tras día los padres leen titulares como estos. El mensaje que transmiten se percibe alto y claro: demasiado tiempo ante las pantallas es perjudicial para nuestros hijos. Generalmente no sabemos cómo responder a esta clase de mensajes, y es fácil pensar que el problema no es el de nuestros hijos y el nuestro propio. Creo que buena parte del conflicto se debe a que nosotros aprendemos a cuidar de nuestros hijos partiendo de nuestras propias experiencias de la infancia y del modo en el que nuestros padres nos criaron a nosotros. El patrón corresponde a lo que en psicología se llama un «modelo de trabajo interno». Contamos con un conjunto de reglas o de formas de hacer las cosas, con un «mapa moral» que pasa de generación a generación y que nos ayuda a orientarnos y a determinar, por ejemplo, qué es lo que los niños deben comer, cuándo deben hacerlo, dónde deben dormir, y así sucesivamente. Cuando llega el momento de criar y educar a los propios hijos, las decisiones que se adoptan sobre todas estas cuestiones se basan en gran medida en lo que nosotros solíamos hacer de niños. ¿Comías en familia junto a tus padres o en tu casa comían primero los niños y luego los mayores? ¿A qué hora te ibas a la cama? ¿Dormías en la cama con tus padres? ¿Era esa una práctica habitual en tu familia durante tu infancia? Sin embargo, hemos de tener en cuenta que los niños actuales constituyen la primera generación de «nativos digitales», lo que significa que han nacido, y están creciendo, en un mundo en el que sus experiencias, su aprendizaje y su vida familiar están fuertemente influidas por los medios digitales, de un modo que nosotros nunca experimentamos de pequeños. En la actualidad desde el momento en el que un niño nace los dispositivos digitales forman parte de su mundo.

Mientras que, hasta hace pocos años, el nacimiento de un bebé se comunicaba a amigos y parientes por medio de una tarjeta escrita o, eventualmente, con una inserción en el periódico local, en la actualidad la noticia de la llegada del recién nacido se comunica por correo electrónico, un mensaje de texto o un anuncio en Facebook o Instagram. Ahora, lo más probable es que un *smartphone* o una *tablet* esté presente en la misma sala de partos, con los padres tomando imágenes de los primeros momento de vida del bebé. En un estudio se constató que los bebés están tan acostumbrados a la presencia de dispositivos digitales en sus vidas que hasta un tercio de ellos aprenden a utilizar un *smartphone* incluso antes de empezar a andar o a hablar[5].

En términos históricos, como padres carecemos simplemente de experiencias que nos permitan establecer correlaciones comparables a las que manejan en su vida los niños de hoy. Nosotros no hemos vivido ninguna experiencia referida al tiempo de uso de dispositivos digitales que nos permita deducir alguna conclusión al respecto: ese es el motivo por el que la cuestión resulta tan problemática. El abordaje de la cuestión de la presencia de estos dispositivos en la vida de nuestros hijos no forma parte de nuestro modelo interno de crianza, porque no formaba parte tampoco de la experiencia vivida por nosotros mientras crecíamos. No tenemos conocimiento alguno que nos sea de utilidad o nos guíe, partiendo de aquello que nuestros padres hicieron con nosotros. Esta es la primera vez que nos enfrentamos a un desafío en la educación de nuestros hijos sin ningún elemento de referencia de la generación anterior que nos pueda servir de guía. Al mismo tiempo, estamos expuestos a una avalancha de informaciones contradictorias en los medios de comunicación sobre cómo afrontar el problema, en la que se entremezclan indicaciones de procedencia seudocientífica y advertencias en ocasiones demasiado alarmistas. Nos preocupa, ciertamente, el impacto que el mundo digital está teniendo sobre nuestros hijos. ¿Hará el uso de los dispositivos de pantalla que crezcan demasiado deprisa? ¿Existe riesgo de que pierdan su inocencia a corta edad por todo aquello a lo que quedan expuestos en ese mundo digital? ¿Puede afectar a su nivel de atención y a su capacidad de concentración o ser causa de hiperactividad o de conductas violentas? ¿Es posible que sufra una adicción a los dispositivos digitales? ¿O el hecho de reprimir a los niños limitando su acceso al mundo digital los colocará en una posición de desventaja desde el punto de vista educativo y social?

Comparemos el uso de las tecnologías digitales con el consumo de azúcar, otra de las crisis de salud que, por motivos totalmente diferentes, afectan a nuestros hijos a nivel global. Ningún padre pensaría, ni en sueños, en dar a su hijo una caja de galletas a diario, dejando que las comiera como quisiera y siempre que quisiera. Sin embargo, son muchos los que no se lo piensan dos veces a la hora de facilitarles a sus hijos un acceso ilimitado y no regulado a dispositivos digitales como los *smartphones* o las *tablets*. ¿Son realmente menos dañinos los efectos del exceso de tiempo frente a las pantallas que los del exceso de azúcar?

Me sentí impulsada a escribir este libro porque el efecto del mundo digital sobre los niños me preocupa cada vez más. He sido testigo de un inquietante y drástico cambio entre los más jóvenes: el juego ha pasado de ser una experiencia física y creativa, en la que se utilizan juguetes e imaginación, a convertirse en algo que implica permanecer inmóvil frente a una pantalla, solo, durante horas. Los padres ven a menudo cómo sus hijos caen en manos del engañoso y atractivo señuelo del mundo digital, al que dedican todo su tiempo y que los absorbe por completo. Es frecuente que los niños ya no los escuchen y que se nieguen a hacer los deberes. Mantenerlos alejados de los dispositivos es una batalla sin fin. Son muy habituales los casos de los niños que lo primero que preguntan al despertarse es: «¿Puedo coger la *tablet*?».

No obstante, también considero que la actual situación no es en realidad tan mala. Lo cierto es que está lejos de serlo. Soy plenamente consciente del ingente número de aspectos positivos del mundo digital. Por ejemplo, en mi trabajo ha cambiado la forma en la que aplico las terapias, con recursos tales como mostrar a los niños vídeos de YouTube, o recomendar a los padres páginas *web*, en las que se dan indicaciones sobre cómo compartir los intereses del niño en sus juegos como forma de mejorar la comunicación con ellos. También he experimentado el extraordinario impacto del mundo digital, tanto personal como profesionalmente. En tanto que madre de tres hijos, estoy muy familiarizada con los problemas propios de la educación de los niños en la era digital. He podido ser testigo de lo rápidamente que han cambiado las cosas, a partir de la evolución de las experiencias de mi hija mayor (que tuvo un teléfono móvil a los 11 años y una *tablet* a los 14) a las del menor (que tenía acceso a una *tablet* ya a los 4 años y que sabía cómo ver cosas en YouTube incluso antes de aprender a escribir). Me he esforzado por afrontar mis preocupaciones sobre cómo integrar o excluir la tecnología en mi vida familiar, y ahora quiero ofrecer esos conocimientos a otros padres. Deseo que esos padres conozcan los peligros que acechan en el mundo *online* y que adquieran una mayor confianza en lo que respecta a las opciones que asumen en cuanto al uso de las tecnologías digitales por parte de sus hijos.

¿Es la prohibición del uso de medios digitales la mejor respuesta para los niños?

No creo que prohibir los dispositivos digitales a los pequeños, y no tan pequeños, sea la solución. Mi actividad profesional en el ámbito de la psicología y mi trabajo con niños me han enseñado lo importante que es en cualquier situación ser realista y práctico. Prohibir el uso de dispositivos electrónicos en nuestra sociedad permanentemente conectada es ciertamente imposible, en especial teniendo en cuenta que, en nuestros días, buena parte del trabajo escolar, tanto en el propio centro educativo como en casa, se hace precisamente a través de esos dispositivos y que los propios centros son los que dan a los alumnos las *tablets* para que las usen en su trabajo escolar y en las tareas que deben hacer en casa. El mundo digital está aquí para quedarse. Los padres no tienen elección a la hora de abordar las nuevas tecnologías; antes, al contrario, tienen que trabajar y convivir con ellas.

Creo que parte del problema estriba en que los consejos que dan los «expertos» en el tema están bastante alejados de lo que los niños y sus familias hacen en realidad. Es algo así como seguir una dieta: sobre el papel todo suena muy bien, pero, a la hora de ponerla en práctica, la realidad es muy diferente. Paso buena parte de mi vida laboral visitando personas en sus casas. Muchas veces, nada más pasar por la puerta oigo que un adulto grita: «¡Apaga esa *tablet*, esa consola, ese ordenador o ese teléfono!».

Así pues, si la prohibición no es la respuesta, ¿qué se supone que debemos hacer? Pienso que lo más importante para los padres es que sepan crear y enseñar hábitos digitales saludables. Es conveniente que hablen con sus hijos de todo lo relacionado con el mundo *online* a fin de que puedan asegurarse de que los pequeños mantienen una relación apropiada con los dispositivos que utilizan. Es importante que los padres empiecen a comprender que un acceso no regulado a Internet da lugar a todo tipo de dificultades. Es necesario establecer reglas sobre el tiempo de uso de los dispositivos electrónicos, lo que se conoce como tiempo de pantalla, al igual que se fijan pautas para cualquier otra cosa; por ejemplo, para irse a la cama, para hacer los deberes o para evitar ciertos comportamientos. Es preciso que la creación de esos buenos hábitos digitales en los niños se consolide antes de que empiecen a surgir problemas. Muchos de los padres que me consultan solo toman conciencia de que el tiempo de pantalla se ha convertido en un problema para su familia cuando sus hijos llegan a la adolescencia. Lo malo es que, si se espera hasta ese momento para abordar la cuestión, es muy posible que ya sea demasiado tarde. Recuperar el control es mucho más difícil cuando los hijos pasan la mayor parte de su tiempo frente a una pantalla y cuando ese patrón de conducta ya se ha establecido y se ha consolidado, caso que se da en particular cuando se llega al campo de minas hormonal que supone la adolescencia.

El mejor momento para instaurar unos hábitos *online* adecuados, y para impedir que el uso de los dispositivos digitales se convierta en una obsesión es la llamada «edad de latencia», que corresponde a grandes rasgos a la época en la que los niños cursan la enseñanza primaria.

¿Qué es la latencia y por qué es tan importante?

Podría decirse que la «latencia», que cubre el período que va de los 4 a los 11 años más o menos, es una de las etapas más descuidadas, pero más importantes, en el desarrollo del niño. Ese «descuido» se ve reflejado en el reducido número de libros que tratan sobre ese período, lo que hace que la información a los padres, y el consiguiente apoyo para ellos, sea escaso. Hay, en cambio, muchos libros sobre los bebés, sobre la primera infancia y sobre la adolescencia.

Desde un punto de vista psicológico, sabemos que este período es crucial para el desarrollo infantil; sin embargo, es también, de modo ciertamente alarmante, la época en la que los padres relajan de alguna forma su grado de atención.

En los primeros años de vida los pequeños alcanzan sucesivamente una serie de logros importantes, los denominados hitos de desarrollo. Aprenden a darse la vuelta, a sentarse, a gatear, a caminar, primero a balbucir y luego a hablar, y así sucesivamente. Durante estos exigentes y agotadores años, los padres disponen de apoyo y consejo proporcionado por medio de los más diversos recursos (profesionales sanitarios y personal de asistencia domiciliaria y una extensa gama de libros y publicaciones referidas a las pautas de sueño, la forma más adecuada de que el bebé deje de mamar, el modo de afrontar los berrinches de los pequeños o la manera de que aprendan a ir al baño. En cambio, cuando los niños inician su etapa escolar, al menos en apariencia, todo parece más fácil. Llegado ese momento, los niños han alcanzado ya sus principales hitos del desarrollo, particularmente en lo que respecta a sus capacidades motoras y de socialización. En esta etapa los niños ya pueden caminar, hablar y vestirse por sí mismos y ganan cada vez más independencia. Podría considerase que se trata de un intervalo de calma entre los berrinches de la primera infancia y el desasosiego y el torbellino de la adolescencia. Este período es la parte de la infancia en la que el ritmo de adquisición de nuevas capacidades parece ralentizarse. Las cosas tienden a parecer más estables y mejor ordenadas.

Aunque esas cosas adquieran una dimensión en cierto modo latente -de ahí su nombre- se trata en realidad de una fase crucial del desarrollo infantil. Se trata de una época «latente» de modo similar al que caracteriza un jardín en invierno. Es posible que no se aprecie una gran actividad en la superficie pero, bajo esa superficie, están teniendo lugar fenómenos de extraordinaria importancia.

Es el tiempo en el que el cerebro en desarrollo es más plástico y en el que es moldeado y conformado por las experiencias que se van sucediendo. Gracias a los avances en el campo de la neurociencia, en la actualidad sabemos que los cerebros más jóvenes son plásticos y que, en ellos, se establecen de manera continuada nuevas vías neurales, en respuesta al entorno y a las experiencias del niño, por lo que es mayor si cabe nuestra responsabilidad al pensar en qué experiencias está percibiendo y de las que no habíamos sido conscientes hasta ese momento. Y es también la época en la que el señuelo de las pantallas digitales adquiere toda su amenazante dimensión. Si en esta etapa fundamental los niños están continuamente conectados a esos dispositivos, cabe preguntarse cuál será la repercusión que ello tenga en sus cerebros en desarrollo. Y, lo que no es menos importante, si están constantemente conectados, ¿estarán acaso perdiendo oportunidades de desarrollar todas las esenciales capacidades sociales y emocionales que necesitarán en su vida?

La mayor parte del trabajo emocional de la latencia consiste en almacenar energía y recursos para lo que está por llegar, que no es otra cosa que la sucesión de rápidos cambios que los chicos y chicas experimentarán durante su adolescencia. Sabemos que los niños en la edad en la que cursan la enseñanza primaria están abiertos y que son también impresionables. Son como esponjas, que absorben información que les permitirá navegar con éxito por el mundo que les rodea y les ayudará a prepararse para la inminente tormenta de la adolescencia. La latencia es, asimismo, el momento en el que los niños empiezan a desarrollar su propia identidad y sus propios intereses y comienzan a establecer sus propias relaciones sociales. Cuando se integran en la estructura social más amplia del colegio en el que estudian y conocen a otras personas más allá del ámbito de la unidad familiar, inician el proceso de desarrollo de sus propias ideas e intereses.

Se trata también de una etapa muy importante para los padres. Es el período en el que pueden disfrutar de la creciente independencia de su hijo y del establecimiento de una relación estable y segura con él, de una conexión que les ayudará a capear el temporal de la pubertad.

El mundo digital, con sus rápidos y continuos cambios, está alterando la calma y la estabilidad que requiere el desarrollo durante la latencia. El tiempo que nuestros hijos pasan en esos años frente a las pantallas de los distintos dispositivos ha abierto un nuevo campo de batalla en el seno de las familias. En los hogares de todo el mundo, padres e hijos chocan frontalmente al determinar el tiempo que estos últimos deben dedicar a las conexiones *online*. Esta es la ventana crucial a través de la cual los progenitores han de enseñar a sus hijos los buenos hábitos digitales relativos a la seguridad *online* y a cómo desarrollar su propio criterio, antes de que se conviertan en adolescentes y su principal objetivo sea la consecución de una mayor independencia.

La latencia lo es todo en el campo de la socialización, en el proceso de hacer amigos y de desarrollar un mayor grado de autonomía e independencia, en preparación de su inminente crecimiento. Sin embargo, cuando nuestros hijos están continuamente pegados a una pantalla, es cuando nos exponemos abiertamente al riesgo de ver crecer a toda una generación de niños socialmente aislados y con escasos recursos sociales. En los años en los que los niños pasan a ser adolescentes el exceso de dependencia (o la obsesión) en lo relativo al tiempo de pantalla, puede convertirse en una auténtica amenaza, que puede tener consecuencias en todas las facetas de su vida, desde su capacidad para hacer amigos y relacionarse hasta en su rendimiento en los estudios. Un buen ejemplo de ello es un estudio de la Cambridge University, en el que se evaluaron las actividades de 800 muchachos y muchachas de 14 años, analizando a continuación los resultados de sus certificados de enseñanza secundaria. Los que pasaban solo una hora más que los demás utilizando un dispositivo electrónico tenían una puntuación promedio inferior en dos puntos en la nota media de enseñanza secundaria[6].

La intención de este libro es:

○ Ayudar a los padres a comprender los peligros del exceso de tiempo de uso de dispositivos con pantalla en los niños en edad de latencia.

○ Ayudar a mostrar a los padres cuáles son los peligros a los que se exponen los niños durante cada una de las etapas de su desarrollo.

○ Proporcionarles las herramientas para impedir que el excesivo tiempo de pantalla constituya un problema, de modo que los niños se desarrollen de un modo saludable y equilibrado.

○ Contribuir a que mantengan el control del uso de sus hijos de las tecnologías *online* y a generar un entorno familiar seguro en el que dichas tecnologías puedan utilizarse de manera positiva.

Capítulo 1

Efecto del tiempo de exposición a los dispositivos electrónicos sobre el niño en edad de latencia

Cómo ese tiempo puede afectar al desarrollo del niño, en el aspecto físico y en sus capacidades de juego, aprendizaje, concentración y relación social

Me he dedicado a la psicología clínica infantil durante más de una década y he trabajado en el Servicio Nacional de Salud durante casi 20 años. En ese tiempo he podido asistir a numerosos cambios en el espectro y el tipo de problemas que los niños experimentan. Tal vez uno de los hechos más sorprendentes en este contexto es la disminución de la edad en la que tales problemas pueden presentarse. Además de eso he podido ser testigo -tanto en el plano profesional como en el personal- de la rápida expansión de lo que conocemos como nuevas tecnologías. Estoy firmemente convencida de que existe un vínculo entre algunas de las dificultades que actualmente afrontan los niños y su uso de los dispositivos electrónicos a una edad cada vez más temprana. Como decía en la introducción, los que más me preocupan son los niños que están pasando por la etapa intermedia de la infancia y juventud, en lo que a menudo se designa como fase de latencia.

En la pasada década la cantidad de tiempo que los niños dedicaban a mantenerse conectados *online* llegó a ser más del doble que la que dedicaban en la década anterior. En 2005 los niños y jóvenes de entre 8 y 15 años de edad dedicaban como promedio 6,2 horas a la semana a la conexión *online*. En 2015 ese promedio ascendió hasta 15 horas. Los niños también empiezan a utilizar las tecnologías digitales a edades cada vez más tempranas. Según Ofcom, en 2014 el 47% de los niños de entre 3 y 7 años de edad habían utilizado una *tablet* con acceso a Internet. En 2015 ese porcentaje ascendió ya al 61%[1].

Esa evidente que en nuestros días es mayor que nunca el número de niños que utilizan dispositivos electrónicos y es igualmente mayor que nunca el tiempo que pasan conectados a Internet. Trabajo con niños y con sus familiares, tratando una amplia diversidad de problemas, que van desde los retos que plantea el día a día hasta casos en los que se abordan dificultades mentales realmente importantes. Estoy especializada en el tratamiento conductual y en ayudar a los niños afectados por problemas del comportamiento, tales como la ansiedad o la depresión. Mi objetivo es ayudar a las familias a conocer los motivos del comportamiento de sus hijos y a saber qué es lo que pueden hacer para prestarles apoyo. Asimismo, trabajo con adolescentes y jóvenes, por lo que he podido acumular un valioso conocimiento de la vida de los quinceañeros de nuestros días.

La mayoría de los padres con los que suelo trabajar se muestran preocupados por los efectos que sobre sus hijos puede tener la gran cantidad de tiempo que pasan conectados *online*. Con independencia de que los niños moderen su irascibilidad cuando los padres intentan que dejen de usar alguno de los citados dispositivos, o de que se muestren aburridos, desinteresados y sin ganas de hacer nada que no tenga que ver con ellos, intuitivamente esos padres saben que se trata de algo que tiene repercusiones negativas sobre su descendencia. Son muchos los profesionales que expresan su preocupación al respecto. El día de Navidad de 2016 el periódico *The Guardian* publicó una carta abierta redactada por 40 profesionales clínicos, académicos y especialistas, que expresaban su inquietud por el hecho de que un estilo de vida tan fuertemente dependiente de las pantallas de los dispositivos electrónicos perjudicara a la salud de los niños[2]. En ella afirmaban que consideraban que la salud y el bienestar infantiles se estaban viendo socavados por «la disminución del tiempo de juego al aire libre» y el creciente auge del «estilo de vida vinculado al uso de dispositivos electrónicos». Los autores del escrito puntualizaban que «para que los niños desarrollaran la autorregulación y la adaptabilidad requeridas para manejarse con soltura en la moderna cultura tecnológica, eran imprescindibles una identificación pausada y amable con las personas que cuidan de ellos y un tiempo sobrado dedicado al juego autodirigido al aire libre, en especial durante sus primeros años de vida (de

0 a 7 años)», al mismo tiempo que abogaban por el establecimiento de directrices aplicadas a nivel nacional sobre el uso de las nuevas tecnologías por parte de niños de hasta 12 años.

Es interesante reseñar que algunos de los más famosos «gurús tecnológicos» del mundo son partidarios -y de hecho así lo fomentan- de un uso muy limitado, cuando no nulo, de las nuevas tecnologías por parte de su descendencia. Cuando, en cierta ocasión, un periodista le dijo a Steve Jobs que a sus hijos les encantaría la nueva *tablet* lanzada al mercado por Apple su respuesta fue: «Nunca la han usado. Mi esposa y yo limitamos todo lo posible el uso de aparatos tecnológicos a nuestros hijos en casa». Igualmente, es notorio que muchos ejecutivos de Silicon Valley llevan a sus hijos pequeños a colegios que siguen el método pedagógico Waldorf Steiner, en el que no se utilizan ordenadores ni otros dispositivos electrónicos hasta que los alumnos no han cumplido los 12 años de edad.

Pero, en definitiva, ¿cuáles son los efectos que tales dispositivos ejercen sobre nuestros hijos y sobre su infancia? Como punto de partida, enumeraremos los hitos del desarrollo que los niños deben ir cubriendo a lo largo de su período de latencia y cuándo deben hacerlo.

A los 4 años	
Aspectos sociales/emocionales	**Lenguaje/comunicación**
La mayoría de los niños:	Los niños:
• disfrutan haciendo cosas nuevas	• conocen algunas reglas gramaticales básicas, como el uso de «él» y «ella».
• juegan a «mamás y papás»	
• son cada vez más y más creativos al imaginar historias	• pueden cantar una canción o recitar un poema de memoria
• prefieren jugar con otros niños que ellos solos	• cuentan breves historias
• cooperan con otros niños	• recuerdan su nombre y sus apellidos
• a menudo no diferencian lo real de lo imaginario. Hablan de qué es lo que les gusta y de aquello en lo que están interesados	

A los 4 años (cont.)	
Aspectos cognitivos (aprendizaje, pensamiento, resolución de problemas)	**Movimiento/ desarrollo físico**
Los niños son capaces de:	Los niños deben poder:
• nombrar algunos colores y algunos números • comprender la idea de «contar» • empezar a entender la noción de tiempo • recordar partes de una historia • entender las nociones de «igual» y «distinto» • poder dibujar una persona con dos o más partes del cuerpo diferenciadas • usar tijeras • empezar a copiar algunas letras mayúsculas • jugar a juegos de tablero o cartas sencillos • imaginar qué es lo siguiente que va a pasar en un cuento	• saltar a la pata coja y mantenerse en pie sobre una sola 1 o 2 segundos • recoger el rebote de una pelota la mayor parte de las veces. • verter líquido en un vaso y, bajo supervisión, cortar y machacar los alimentos que toman

Efecto del tiempo de exposición a los dispositivos electrónicos sobre el niño en edad de latencia

A los 5 años	
Aspectos sociales/ emocionales	**Lenguaje/comunicación**
La mayoría de los niños: • desean complacer a sus amigos • desean ser como sus amigos • les gusta seguir reglas • les gusta cantar, bailar y actuar • son conscientes de su sexo • pueden distinguir o diferenciar lo real de lo imaginado • muestran mayor independencia • a veces se muestran muy exigentes y a veces muy cooperativos	Los niños: • hablan con claridad • cuentan historias sencillas usando frases completas • usan la conjugación en tiempo futuro (por ejemplo, «La abuela vendrá mañana») • pueden decir su nombre y dirección
Aspectos cognitivos (aprendizaje, pensamiento, resolución de problemas)	**Movimiento/ desarrollo físico**
Los niños son capaces de: • contar diez o más objetos • dibujar una persona con al menos seis partes del cuerpo • escribir algunas letras o números • copiar un triángulo u otras formas geométricas • entender las nociones de «igual» y «distinto» • comprender el significado de cosas que se emplean en la vida diaria, como el dinero o la comida	Los niños deben poder: • saltar a la pata coja y mantenerse en pie sobre una sola durante 10 segundos o más • saltar sobre el mismo sitio o hacía delante • dar una voltereta • usar el tenedor y la cuchara y, a veces, el cuchillo • ir al baño sin ayuda regularmente • columpiarse, mecerse en los columpios y escalar y descender en los juegos del parque

A los 6 años	
Aspectos sociales/ emocionales	**Lenguaje/comunicación**
La mayoría de los niños: • manifiestan temores; por ejemplo, a monstruos o a animales grandes • desean que sus padres jueguen con ellos. Sus padres son su principal fuente de compañerismo y afecto. Más tarde comienza a producirse un cambio gradual en virtud del cual estas necesidades son cubiertas en mayor medida por amigos y personas admiradas, como los profesores • juegan de diferentes maneras, incorporando a sus juegos grandes dosis de fantasía e imaginación • les gusta sentirse los mayores y como si se hicieran cargo de otros niños más pequeños • generalmente suelen jugar con amigos de su mismo sexo • empiezan a comprender los sentimientos de los demás, bajo el estímulo de los padres y de otros responsables de su cuidado. No obstante, continúan centrándose más en sí mismos que en los demás	Los niños: • generan la mayor parte de los sonidos con precisión, aunque a veces todavía pueden tener dificultades para articular algunos sonidos adecuadamente • mantienen ya un habla fluida y ordenada, aunque a veces parezca que nunca van a parar de parlotear • mantienen un habla generalmente inteligible con frases en su mayoría correctas desde el punto de vista gramatical • pueden decir su nombre completo y conocen su edad, su fecha de nacimiento y dónde viven • comprenden las nociones contrapuestas comunes, como grande/pequeño, pesado/ligero o arriba/abajo • desarrollan un lenguaje cada vez más descriptivo y detallado • son capaces de leer al menos diez palabras simples, como «gato» o «pato», y leen frases de libros sencillos

A los 6 años (cont.)	
Aspectos sociales/ emocionales	**Lenguaje/comunicación**
• comienzan a manifestar sentido del humor. Se ríen de chistes, cuentos y rimas graciosos • pueden referir de manera coherente historias sobre personas y objetos y de predecir cómo un hecho sucede al otro; por ejemplo, al ir al parque después del colegio	• copian palabras cortas con precisión y pueden escribir unas cuantas palabras sin ayuda • dibujan y pintan cada vez con más detalle y complejidad • saben cuántos dedos tienen en las manos y los pies • con frecuencia pueden contar hasta 100, repetir tres números en secuencia inversa y comprender las nociones de «entero» y «partido por la mitad»
Aspectos cognitivos (aprendizaje, pensamiento, resolución de problemas)	**Movimiento/ desarrollo físico**
Los niños son capaces de: • decir su edad • contar hasta 10 y comprender el concepto de «decena». Por ejemplo, pueden contar diez caramelos • aprender a expresarse bien con palabras • empezar a escribir • empezar a captar la noción de tiempo. Entender las nociones de «igual» y «distinto» • comprender el significado de cosas que se emplean en la vida diaria, como el dinero o la comida	Los niños deben: • empezar a perder los dientes de leche • experimentar una creciente percepción de su cuerpo y del sentido del equilibrio • mantener una mejor coordinación: pueden saltar hacia arriba y hacia delante, caminar manteniendo el equilibrio sobre un muro bajo o una superficie baja de borde estrecho, agarrar una pelota sin tener que sujetarla llevándosela al pecho o montar en bicicleta

A los 6 años (cont.)
Movimiento/ desarrollo físico
• distinguir la izquierda y la derecha • aumentar el desarrollo de capacidades motoras finas, por lo que tendrán mayor control de los bolígrafos y los lápices y escribirán y dibujarán con mayor precisión • vestirse y atarse y desatarse los cordones del calzado por sí mismos • implicarse en juegos de mayor nivel de complejidad, como los rompecabezas con mayor número de piezas o los juegos con bloques de construcción más complicados que los usados hasta ese momento

A los 7 años	
Aspectos sociales/ emocionales	**Lenguaje/comunicación**
La mayoría de los niños: • se harán más independientes • se sienten satisfechos cuando son aceptados por los amigos • en los juegos, respetan su turno y actúan de forma cooperativa	Los niños: • ya dominan la mayor parte de los sonidos del habla y pueden hablar con fluidez • son capaces de describir objetos comunes y de explicar para qué se utilizan, así como de seguir instrucciones con tres componentes separados

A los 7 años (cont.)	
Aspectos sociales/ emocionales	Lenguaje/comunicación
• establecen fuertes vínculos, pueden prestar un notable apoyo a otros niños y a menudo eligen un mejor amigo o amiga • tienden a jugar con otros niños del mismo sexo • juegan a juegos de mesa y comprenden sus reglas, aunque pueden adaptarlas aportando algo de sí mismos (y a veces hacen trampas, si pueden) • pierden algunas de las actitudes despreocupadas que han podido mostrar en años anteriores, como manifestación del aumento de su percepción de la realidad, y empiezan a pensar más en el futuro. Esta es a menudo la edad en la que dejan de creer en Papá Noel o en los Reyes Magos • generalmente suelen jugar con amigos de su mismo sexo • pueden empezar a sentirse preocupados por no gustar a los demás	• tienden a mostrar más curiosidad por todo lo que sucede a su alrededor y les gusta mantener largas conversaciones, contar chistes o imitar voces • comprenden y utilizan términos opuestos como igual/distinto o principio/final y analogías de términos como comer/beber, coche/ barco/avión o caminar/ nadar/volar • empiezan a leer por sí solos y a valorar los libros adecuados para su edad • deben ser capaces de escribir bastantes palabras o copiar signos de formas no habituales, tales como rombos, & o = • en sus dibujos y pinturas hay un mayor nivel de detalle (por ejemplo, al dibujar una casa, representan también los caminos de acceso, el jardín o el cielo) • saben leer la hora en relojes de esfera, con un margen de precisión de un cuarto de hora

A los 7 años (cont.)
Movimiento /desarrollo físico

Los niños deben:

- mantener una coordinación bien desarrollada. Es posible que se sientan llenos de energía y tengan ganas de mostrar sus capacidades físicas
- ser capaces de lanzar, recoger y dar patadas a una pelota, montar en bicicleta de dos ruedas y realizar movimientos tales como dar volteretas o hacer el pino
- mostrarse deseosos de practicar y mejorar sus capacidades; pueden demostrar interés por actividades como escalar, nadar, bailar o jugar al fútbol
- ser capaces de vestirse por sí mismos, escribir con claridad y usar adecuadamente instrumentos como unas tijeras. Es frecuente que disfruten montando maquetas, pintando, dibujando o haciendo manualidades

A los 8 años	
Aspectos sociales/ emocionales	**Lenguaje/comunicación**
La mayoría de los niños: • están a gusto rodeados de sus amigos. Las opiniones de esos amigos son cada vez más importantes para ellos y la presión social de sus iguales puede convertirse en un aspecto importante • aumentan su sensación de seguridad al implicarse regularmente en actividades de grupo, como las de los *boy-scouts* • tienen mayor probabilidad de seguir reglas que ellos mismos contribuyen a crear	Los niños: • utilizan un lenguaje bien estructurado y utilizan correctamente la gramática la mayor parte de las veces • muestran interés por la lectura. Para algunos niños esta se convierte en su actividad favorita • aún les cuesta algún trabajo dominar la ortografía y la gramática al escribir. El desarrollo de las capacidades de lenguaje escrito avanzan más lentamente que las del lenguaje hablado

A los 8 años (cont.)
Aspectos sociales/emocionales

- experimentan emociones rápidamente cambiantes. Son frecuentes los ataques de mal humor
- pueden mostrarse críticos con los demás, en especial con sus padres. En ocasiones tienen reacciones melodramáticas o exageradas y, a veces, manifiestamente desafiantes
- pueden ser impacientes. Les gustan las gratificaciones inmediatas y les cuesta esperar para obtener las cosas que desean
- se muestran interesados por el dinero. Algunos niños llegan a obsesionarse con ahorrar y planean como conseguir y gastar dinero

Aspectos cognitivos (aprendizaje, pensamiento, resolución de problemas)	Movimiento/ desarrollo físico
Los niños deben ser capaces de:	Los niños pueden :
• contar de 2 en 2 (2, 4, 6, 8, etc) y de 5 en 5 (5, 10, 15, 20, etc.)	• atarse los cordones de los zapatos
• saber qué día de la semana es. No suelen conocer la fecha del día completa con mes y año	• dibujar un rombo
• leer frases simples	• dibujar una persona con 16 características
	• Mostrar mayor capacidad en el cultivo de sus aficiones y en la práctica del deporte y el juego activo

Aspectos cognitivos (aprendizaje, pensamiento, resolución de problemas)

- resolver problemas de suma y resta con cifras simples (1+8, 7+5, 6-2, 4-3)
- identificar la diferencia entre izquierda y derecha

Tienden a:

- valorar las cosas desde una perspectiva de blanco o negro la mayoría de las veces. Todo es o bueno o malo, o bonito o feo, o correcto o erróneo
- se centran en los rasgos o ideas uno por uno, por lo que aún es difícil para ellos comprender cuestiones complejas.

A los 9 años	
Aspectos sociales/ emocionales	**Lenguaje/comunicación**
La mayoría de los niños: • se hacen emocionalmente más maduros y aumentan sus capacidades para manejar las frustraciones y afrontar las situaciones de conflicto • pueden experimentar cambios de humor y tender a sufrir accesos de ira, aunque comienzan a afrontarlos mejor y a controlar mejor sus emociones • han pasado ya la etapa de creer que había «monstruos bajo la cama» y son capaces de eludir esos improbables temores	Los niños: • hablan casi como adultos y comprenden y manejan un vocabulario extenso, formando frases complejas • son capaces de pensar de manera más independiente, de hacer planes con más confianza, de pensar con sentido crítico y de mejorar su capacidad de toma de decisiones y organizativa • presentan un espectro de atención más amplio y, habitualmente, muestran gran curiosidad por el mundo que les rodea y por cómo funcionan las cosas • a menudo pasan largos períodos absortos en actividades que les interesan y pueden leer sobre un determinado tema, analizándolo en profundidad; desean aprender más sobre él y compartir sus pensamientos y opiniones al respecto • comprenden que los objetos pueden clasificarse en categorías y muchos disfrutan coleccionando cosas

A los 9 años (cont.)	
Aspectos sociales/ emocionales	**Lenguaje/comunicación**
• pueden sentirse más presionados por la necesidad de tener éxito y, en consecuencia, experimentar ansiedad, sobre todo relacionada con el rendimiento escolar • son cada vez más independientes, aunque aún necesitan el apoyo y la seguridad que les proporcionan sus padres	• son capaces de realizar operaciones matemáticas, como sumas y restas de múltiples cifras, comprenden y utilizan las fracciones y saben organizar los datos • son capaces de referir acontecimientos con detalle y de completar proyectos escolares cada vez más complejos, y algunos se esfuerzan cada vez más al aumentar el alcance de los retos educativos que se les plantean • se sienten cada vez más atraídos por la pertenencia a grupos de iguales y la integración en ellos, desarrollando un intenso sentido de identidad de grupo y de lealtad al mismo • muestran entusiasmo por hacer cada vez más cosas alejados del círculo de los padres y del hogar, por ejemplo pasando la noche en casas de amigos

A los 9 años (cont.)

Lenguaje/comunicación

- Con frecuencia cuentan con otros modelos de comportamiento adultos, como profesores o entrenadores deportivos, pero cada vez sienten una mayor influencia de los niños de su misma edad, siendo cada vez más sensibles a la presión de los iguales
- son conscientes de la existencia de reglas sociales y son capaces de comportarse adecuadamente en relación a ellas en la mayor parte de las situaciones
- han aprendido a ser más cuidadosos con sus pertenencias: a menudo tienen un arraigado sentido de lo correcto y lo incorrecto. Muchos niños pasan a ser cada vez más socialmente conscientes en esta edad y empiezan a expresar sus propias opiniones sobre lo que es justo, sobre la ayuda a los demás y sobre la forma de hacer que el mundo sea un sitio mejor

Movimiento/desarrollo físico

- El crecimiento físico comienza a diferenciarse en niños y niñas, dado que la pubertad puede comenzar en cualquier momento a partir de ahora
- Los niños de ambos sexos continúan aumentando regularmente su estatura y su peso, ganando también coordinación y fuerza
- Las niñas suelen «dar el estirón» antes que los niños y, en ciertos casos, son más altas y corpulentas que los niños de la misma edad

A los 10 años	
Aspectos sociales/ emocionales	**Lenguaje/comunicación**
La mayoría de los niños:	Los niños:
• disfrutan estando con sus amigos. A menudo tienen un amigo o amiga preferido de su mismo sexo	• disfrutan de la lectura. Pueden intentar conseguir revistas y libros sobre cuestiones que les resulten de especial interés
• siguen gustándoles las actividades en grupo y en equipo	• conversan con facilidad con personas de diferentes edades
• insisten en que no les interesan los niños/niñas del sexo opuesto, aunque con frecuencia se muestran altaneros y presumidos o actúan de manera torpe cuando intentan atraer la atención de los integrantes del sexo opuesto con los que interactúan	• presentan patrones de lenguaje próximos a los de los adultos
• En general, les gusta estar con sus padres, y les escuchan. No obstante, también hay niños que empiezan a mostrar irritación o, en el peor de los casos, falta de respeto, hacia los adultos que se ocupan de ellos	• comprenden que los objetos pueden clasificarse en categorías y muchos disfrutan coleccionando cosas

A los 10 años (cont.)	
Aspectos cognitivos (aprendizaje, pensamiento, resolución de problemas)	Movimiento/ desarrollo físico
Los niños son capaces de: • conocer las fechas completas (día de la semana, día del mes, mes y año) • nombrar los meses del año por orden • leer y comprender párrafos con frases completas • mejorar su capacidad para hacer sumas y restas y comenzar a realizar operaciones de multiplicación, división y cálculos fraccionarios • dominar la escritura en letra cursiva • escribir historias sencillas pensadas por ellos mismos	Los niños deben: • haber desarrollado un pleno control de los músculos cortos y largos. Pueden disfrutar de actividades que reflejen dicho control, como jugar al baloncesto o al fútbol y practicar danza • haber desarrollado niveles idóneo de resistencia. Muchos pueden correr recorriendo distancias considerables, hacer recorridos en bicicleta y desarrollar actividades que requieran estar en buena forma física • continuar mejorando sus capacidades motoras finas, como las necesarias para escribir con letra clara y realizar dibujos con alto grado de detalle

Cómo afectan las pantallas a nuestros hijos?

A continuación se enumeran las principales áreas en las que he podido apreciar un rápido cambio desde que se ha generalizado el uso de dispositivos digitales en niños en edad de latencia.

Problemas físicos

En mi trabajo atiendo con frecuencia a niños que no cubren adecuadamente sus hitos de desarrollo debido a la dependencia de los dispositivos digitales. En el límite inferior del período de latencia (4 o

5 años de edad), cada vez es mayor el número de niños a los que trato cuyas capacidades motoras se ven afectadas por el exceso de tiempo que pasan sentados. Ello se ve reflejado en el modo que tienen de caminar y en su patrón de marcha. Así, por ejemplo, es posible que suban o bajen las escaleras pisando los escalones de uno en uno con los dos pies, como hacen los niños cuando apenas han aprendido a andar, porque no han llegado a aprender cómo alternar los pies. Estos niños no han desarrollado sus capacidades motoras gruesas durante sus primeros años de vida, por lo que carecen de la agilidad o la coordinación necesarias para saltar hacia arriba o hacia delante y para mantener el equilibrio. Otro problema importante es que este exceso de tiempo sentados, mientras están con los ojos clavados en la pantalla, impide que estos niños desarrollen su fuerza corporal central. Ello supone que su postura es inadecuada, por lo que no pueden sentarse correctamente con el tronco recto. En consecuencia, cuando deben permanecer sentados en un entorno que podríamos considerar más formal, por ejemplo, en clase, en el pupitre, no son capaces de mantenerse sentados y con el tronco erguido, sino que adoptan una posición retorcida y no paran de agitarse nerviosamente. Esos movimientos no hacen más que distraer la atención del propio niño y de sus compañeros. Paradójicamente, cuando en los primeros años de la infancia los niños pasan mucho tiempo en casa, pegados a la pantalla de un dispositivo digital, no se favorece el desarrollo de la capacidad de mantenerse erguido cuando se está sentado, mientras que los niños habituados a correr y que se conservan físicamente activos mantienen un buen control muscular y pueden sentarse en una postura mucho más saludable. En el curso de mi trabajo he de visitar muchos colegios y, en ellos, veo con creciente frecuencia a pequeños alumnos que usan los llamados *wobble cushions*, que son cojines redondos de material elástico, planos por un lado pero con la otra superficie levemente abombada. Al utilizarlos, los niños se sientan sobre una plataforma ligeramente inestable, lo que estimula la función de los músculos corporales centrales y contribuye a mejorar el control postural y a facilitar el mantenimiento de una posición sentada erguida.

Y no es ese el único trastorno. Hay toda una batería de problemas físicos asociados al tiempo excesivo de uso de dispositivos digitales de cualquier tipo durante los primeros años de la infancia. Por ejemplo, los quiroprácticos han constatado el incremento de la incidencia de una alteración a la que han llamado síndrome del «cuello de texto», en virtud del cual la columna vertebral cervical de los adolescentes asume un grado de flexión anómalo, debido a la gran cantidad de tiempo que pasan con el cuello flexionado mientras mantienen la vista fijada en la pantalla de su *tablet* o su móvil. Por otro lado, un estudio determinó que los niños que juegan con videojuegos durante más de una hora al día tienen una mayor probabilidad de padecer dolores en las muñecas y en los dedos[3]. Es interesante reseñar que uno de los firmantes como autores de este estudio, por lo demás su principal impulsor, fue un niño de 11 años, que se dio cuenta de que el dolor que sentía en los dedos podía deberse a los juegos a los que jugaba en su consola Wii. Con ayuda de su padre, reumatólogo, y de un grupo de investigadores de la New York University, elaboró una serie de cuestionarios, que distribuyó entre 171 de sus compañeros de colegio, de edades comprendidas entre los 7 y los 12 años. El 80% de ellos indicaba en sus respuestas que jugaba con consolas o con otro tipo de dispositivos digitales de uso manual. El estudio determinó que cada hora adicional de uso diario aumentaba la probabilidad de experimentar dolor en un 50%. Los niños de menor edad estaban, además, expuestos a un riesgo superior de padecer dolor en las muñecas que los mayores, siendo atribuido este dato por los investigadores al hecho de que sus músculos y tendones están aún en fase de desarrollo. No obstante, dado que los niños no fueron examinados, la causa del dolor (o la probabilidad de que el uso de las consolas fuera un potencial desencadenante de lesiones a largo plazo) no llegó a precisarse. El uso excesivo de Internet también se ha relacionado con pérdida de visión en niños[4].

¿Cómo juegan los niños y por qué pueden afectarles las pantallas?

Demasiado tiempo de pantalla impide que los niños en edad de latencia aprendan a jugar. En la fase inicial de ese período de latencia los niños están en la llamada etapa de juego paralelo, en la que juegan junto a otros niños, aunque a menudo no «con» ellos. Ello se debe a que aún les resulta bastante difícil asimilar los aspectos sociales que el juego comporta, como la compartición y la negociación. Les cuesta mantener un comportamiento prosocial y asumir las formales reglas del compromiso, ya que aún se rigen por impulsos y muchas veces predomina en ellos el componente competitivo. Por plantearlo en términos sencillos, a esa edad la cosa consiste más en tomar lo que se quiere que en compartirlo. A la edad en la que los niños comienzan su formación escolar es a la que empiezan a mostrarse más interesados en jugar con otros niños y cuando comprueban que a menudo es más divertido tener un compañero de juegos que jugar solo. En esta fase inicial de la latencia se acentúa la importancia del juego imaginativo y la fantasía. Buena parte de la actividad lúdica en esa época se centra en la creación de cosas, y la mayoría de los niños tienen preferencia en esa etapa por cajas, palos o barro, y por la fabricación con los medios más diversos de «cabañas» que les sirvan de guarida. Es también fundamental el juego imitativo y que aproxima al conocimiento del mundo real; tal es el motivo por el que son tan populares juguetes como los coches y vehículos de distintos tipos, los cochecitos para muñecas, los cohetes o los maletines de médico. Los niños en edad de latencia necesitan experimentar el mundo real; se trata de algo esencial para su desarrollo. Si pasan la mayoría de su tiempo frente a la pantalla de un dispositivo pierden una gran cantidad de oportunidades de aprendizaje del mundo real.

La capacidad de juego es igual a las demás capacidades de desarrollo, en tanto que necesita practicarse y ensayarse para poder mejorarla. Los niños aprenden a jugar y juegan mejor cuanto más aprenden a hacerlo, y por ello es crucial que puedan desarrollar todas sus interacciones creativas, imaginativas y sociales.

El juego es fundamental para el desarrollo del niño en edad de latencia. De hecho, existe un amplísimo espectro de evidencias que confirman que el juego es el medio predominante a través del cual discurre el aprendizaje infantil en los primeros años de vida. Si los niños no desarrollan toda su posible diversidad de capacidades de juego como consecuencia de un uso excesivo del tiempo de pantalla, existe un riesgo real de que tengan dificultad para progresar en su vida escolar. El plan de estudios de los primeros años de enseñanza reglada se centra en un aprendizaje basado en el juego y en la exploración autodirigida, y suele ser habitual que en las clases de los primeros cursos de primaria haya varias mesas para que los niños elijan las actividades que prefieren llevar a cabo. Los niños que pasan mucho tiempo frente a las pantallas digitales suelen ir saltando de una actividad a otra y, a menudo, les cuesta concentrarse en las actividades que se le ofrecen, porque esa concentración requiere capacidades de juego más avanzadas que las que ellos poseen. Estos niños carecen de los recursos imaginativos y creativos que los niños de su edad deben tener. Muchos de los pequeños en edad preescolar con los que tengo contacto en mi trabajo clínico, que pasan mucho tiempo frente a las pantallas digitales, tienden a presentar los esquemas de juego básicos y simplistas de un niño de 1 o 2 años, hecho que resulta ser tanto una causa como un efecto. Pierden tiempo en encajar los elementos de una actividad y en dotarla de contenido, en vez de tomar parte en juegos imaginativos o de rol (en los que se manejan patrones como los de jugar a mamás y papás o asumir el papel de un policía o de un bombero). Este tipo de situaciones resultan extraordinariamente frustrantes para los niños, dado que ellos se esfuerzan en participar en las actividades que se le ofrecen, e implican que, ante ellas, aumenta la posibilidad de que en la clase surjan elementos perturbadores que les supongan mayores dificultades para hacer amigos. Así pues, no estoy en absoluto convencida de que el uso de dispositivos digitales ayude a un niño en edad de latencia a desarrollar y poner en práctica las capacidades que va a necesitar, tanto en la clase como en el mundo real.

Enfoque y concentración

En Internet todo es vertiginoso. En la red todos recibimos estímulos para cliquear con la máxima rapidez de un enlace a otro, no llegando nunca a terminar de leer por completo un texto, ya que los sitios de Internet están proyectados para no dejar nunca tiempo para que el usuario se aburra. Una encuesta sobre consumo de medios de comunicación desarrollada en Canadá bajo los auspicios de Microsoft llegó a la conclusión de que la era digital ha hecho que los humanos hayamos acabado teniendo una capacidad de concentración tan escasa que hasta el más desmemoriado de los peces puede retener una idea durante más tiempo.

Los investigadores encuestaron a 2.000 personas y analizaron la actividad cerebral de otras 112. Pidieron a los participantes que cumplimentaran tests de respuestas a imágenes, de detección de diferencias y de respuestas a preguntas sobre cifras y letras, constatando que el lapso de concentración promedio en humanos (de todas las edades y de ambos sexos) había disminuido de 12 segundos en el año 2000, en el que podría fecharse de modo aproximado el comienzo de la revolución digital, a 8 segundos en la actualidad, es decir, que en nuestros días tenemos un lapso de concentración inferior al de la carpa dorada (que es de 9 segundos). Es tal nuestra impaciencia que la mitad de las personas no se declara dispuesta a esperar más de 3 segundos a que se descargue una página de la red. Según investigaciones realizadas por la empresa de medición del rendimiento digital Dynatrace, una diferencia de medio segundo en el tiempo de descarga de una página determina una diferencia del 10% en las ventas de cualquier proveedor *online*.

En el mundo *online* todo debe ser publicado u ofrecido a un ritmo trepidante, y en pequeños bloques de información fragmentaria: las noticias se condensan en *tweets* de 140 caracteres[*] y todos mandamos continuamente mensajes de texto y emojis en vez de mantener conversaciones.

El principal problema en este caso es que los cerebros en formación de los niños se han acostumbrado también a estos ritmos de flujo de información tan rápidos. Se han habituado a los mecanismos de gratificación y recompensa instantáneos. Así, cuando los pequeños realizan correctamente una tarea o alcanzan un determinado nivel en un videojuego, se gana un certificado de recompensa virtual o se ilumina un emoticono felicitando al autor de tan relevante hazaña. En el mundo real el aprendizaje es mucho más pausado y los mecanismos de recompensa son infinitamente menos instantáneos. Los niños que pasan mucho tiempo utilizando dispositivos de pantalla es posible que sean buenos en la realización de multitareas, pero cabe preguntarse si ello no pondrá en riesgo su capacidad de enfoque y de concentración. Sin ella, es más que probable que se plantee un serio problema para su educación.

Los investigadores han demostrado la existencia de un vínculo entre el tiempo de pantalla y la capacidad de concentración, o por mejor decir, la falta de ella. Un estudio constató que los niños que exceden las 2 horas recomendadas de tiempo diario ante una pantalla digital

---

[*] En 2017 Twitter amplió a 280 caracteres la extensión de los tweets en todos los idiomas excepto en japonés, chino y coreano, idiomas para los que se consideraba que los 140 caracteres originales continuaban siendo suficientes para redactar textos de contenido completo.

tienen una probabilidad de 1,5 a 2 veces mayor de sufrir problemas de atención en clase[5]. El mismo estudio demostró, igualmente, que esos niños presentaban una menor capacidad de autocontrol y tendían a ser más impulsivos.

Aunque ciertos investigadores han apuntado la existencia de una posible correlación entre el exceso de tiempo de pantalla y el trastorno por déficit de atención con hiperactividad (TDAH), tiendo a mostrarme escéptica en tal sentido. El TDAH es un trastorno de origen predominantemente genético y, como veremos en el capítulo 8, cabe la posibilidad de que los niños afectados por él se sientan más atraídos por los dispositivos electrónicos que los niños neurotípicos, y que, en consecuencia, dediquen más tiempo a la navegación *online* y a los videojuegos, aunque este tiempo no sea la causa del propio TDAH.

En la actualidad, en mi trabajo me encuentro con muchos niños a los que les resulta prácticamente imposible permanecer sentados durante una sesión de 50 minutos, aunque se les den materiales que puedan mantenerlos entretenidos. Siempre llevo conmigo un maletín con juguetes y objetos que suelen atraer a los pequeños (muñecos, coches, rotuladores de colores), con los que los niños se distraen mientras yo hablo con sus padres. Sin embargo, en la actualidad son cada vez más frecuentes los casos de niños que no usan esos juguetes y demás recursos, sino que piden un móvil o una *tablet* antes de que sus padres y yo comentemos lo que sea pertinente al caso en cuestión.

Aprendizaje y educación

Muchos padres intentan justificar su permisividad en cuanto al tiempo que sus hijos dedican a usar dispositivos de pantalla, argumentando que los emplean para acceder a aplicaciones y juegos educativos, por lo que no tiene por qué suponer nada malo. Sin embargo, mi respuesta a tales argumentaciones es siempre la misma: según mi experiencia, los niños suelen acceder a montones de aplicaciones y juegos, y solo una pequeña parte de ellos son educativos. Una encuesta realizada en Estados Unidos estableció que menos de la mitad del tiempo que los niños de entre 2 y 10 años de edad pasan frente a una pantalla se dedica en realidad a la interacción con material «educativo»[6].

Mi preocupación sobre lo que podríamos llamar tiempo de pantalla educativo se centra en el hecho de que los niños están siendo mentalmente sobrealimentados; no se les permite resolver situaciones por sí mismos. Es posible que ya conozcan los números, las letras y los sonidos antes de empezar a ir al colegio, lo que ciertamente es algo fantástico; pero un niño en edad de latencia requiere cierto margen de aprendizaje, y los números y las letras son solo una pequeña parte de ese aprendizaje. Para aprender, los niños necesitan explorar y deben también fallar y experimentar con las pruebas de ensayo y error. El aprendizaje a través de los dispositivos de pantalla no permite nada de esto. A menudo describimos a los niños pequeños como esponjas que absorben todo lo que hay a su alrededor. En el mundo digital lo que hacemos es inundar esas «esponjas» en vez de dejar que absorban la información que fluye hacia ellas pos sí mismas.

Los dispositivos de pantalla proporcionan conocimiento a los niños, pero en cierto modo, imponiéndolo, sin dejar que sean ellos mismos los que lo busquen y lo asimilen. Las generaciones anteriores de niños tenían que tratar de localizar y acceder al conocimiento. La consecución de la información y el aprendizaje eran ambos tareas duras. Actualmente, los niños tienen la información a un clic de distancia y la experiencia del aprendizaje es pasiva, puesto que se trata de algo que le es dado a los niños sin que ellos intervengan en dicha experiencia más que como meros receptores. La de hoy es una forma completamente distinta de acceder al conocimiento. La información es algo instantáneo o permanentemente disponible, pero no creo que los niños puedan desarrollar de este modo pautas de investigación críticas y capacidades de evaluación. Todo puede encontrarse a través de Google: las respuestas siempre están ahí, y los niños no se cuestionan ni se detienen a evaluar aquello que encuentran. No comparan referencias ni deducen los conocimientos de la manera en la que se hacía en el pasado.

El aprendizaje por medio de dispositivos digitales lleva implícito el hecho de que los pequeños no abordan ni resuelven las cuestiones por sí mismos. Nunca experimentan ese momento en el que «se enciende la bombilla». Deducir las cosas uno mismo es una parte importante del aprendizaje. A veces supone un duro esfuerzo, pero enseña a los pequeños a tener paciencia y determinación hasta llegar al objetivo.

Creo que lo más preocupante es que aún no sabemos cuáles podrán ser las diferencias entre las generaciones anteriores de niños, que tenían que buscar por sí mismos los medios de acceso al conocimiento y tenían que esforzarse en su proceso de aprendizaje, y los niños de la última generación, a los cuales el aprendizaje les es «dado» a través de los dispositivos electrónicos.

En 2016 se hizo viral (¡sí, puede encontrarse en YouTube!) un vídeo sobre la que se conoce como generación Y, los llamados Millennials (la generación nacida en el intervalo aproximado comprendido entre 1982 y 1994). En él, Simon Sinek, escritor, conferenciante y consultor, describe el modo en el que los miembros de esa generación, la primera en crecer con las nuevas tecnologías permanentemente en las puntas de los dedos, se sienten infelices e insatisfechos. Argumenta el especialista que, en buena medida debido a esas tecnologías, los niños son en su gran mayoría impacientes y están habituados a vivir en un mundo de gratificación instantánea. Pueden acceder a lo que desean de manera casi instantánea: no tienen que esperar una semana para ver sus programas de televisión favoritos, sino que pueden verlos, o más bien devorarlos, todos de una vez. Sinek objeta que hay cosas en la vida que no pueden conseguirse de inmediato, como la satisfacción por el propio trabajo, las relaciones sólidas y estables, la consecución de un conjunto de capacidades, la autoconfianza y el amor por la vida, que requieren lo que él describe como un «proceso lento, sinuoso, incómodo y confuso… el viaje completo es arduo, largo y difícil». ¿Es acaso esta la primera intuición de lo que le puede suceder a una generación de jóvenes que ha tenido acceso a los dispositivos digitales desde su primera infancia?

También hay estudios que han concluido que el uso continuado de los dispositivos de pantalla puede tener repercusiones negativas en el trabajo escolar y en el rendimiento académico[7]. Los investigadores responsables de tales estudios evaluaron las alteraciones en el rendimiento académico de no jugadores (niños de edades comprendidas entre los 6 y los 9 años) 4 meses después de que estos consiguieran su primera consola o sistema de videojuegos. En ellos se observó menor implicación en las actividades extraescolares, peores calificaciones en comprensión lectora y escritura o mayor incidencia de los problemas notificados por los profesores.

Resulta ciertamente alarmante que ya podamos comprobar los efectos que el exceso de tiempo de pantalla tiene sobre los estudiantes que actualmente cursan enseñanza secundaria o superior, sobre todo si se tiene en cuenta que esos muchachos no tuvieron un nivel tecnológico en su edad de latencia como el que tienen actualmente nuestros hijos en ese mismo intervalo de edades. Es todavía demasiado pronto para que podamos conocer el efecto global de una latencia sobrecargada de tecnología sobre los resultados académicos de esta generación más joven pero, partiendo de las limitadas evidencias de las que disponemos, las perspectivas no parecen nada halagüeñas.

El elevado nivel de tiempo de pantalla también puede afectar al desarrollo cerebral. Desde el nacimiento hasta los 5 años de edad en el cerebro del niño se establecen conexiones neuronales y se configuran las vías neurales a una velocidad que duplica la que se registra a partir de los 5 años. Después de esa edad las conexiones se van consolidando y las vías que se utilizan son las que se ven reforzadas, mientras que las que no se emplean son «podadas». Por consiguiente, si los niños realizan actividades repetitivas permaneciendo ante dispositivos *online* mucho tiempo, corren el riesgo de no desarrollar la profundidad y la extensión suficientes en sus conexiones neuronales que les serán imprescindibles para su futuro aprendizaje, dado que las únicas vías que estarán suficientemente reforzadas serán las relacionadas con las actividades digitales.

Problemas sociales

Una de las consecuencias más perturbadoras para los niños que pasan cantidades significativas de tiempo utilizando dispositivos digitales es que ello interfiere de manera drástica en la etapa en la que se están desarrollando socialmente. Una de las principales características de la latencia es la aparición como ente social de los otros niños, que configuran un grupo de iguales al niño y con los que este establece relaciones de amistad. Con ellos se reúne para jugar y para merendar. Se trata de una experiencia que sin duda les resulta familiar a la mayoría de los padres. Sin embargo, personalmente me preocupa cada vez más la abundancia de chicos y chicas que no necesitan tener compañeros de juegos a su alrededor, que simplemente se conectan y juegan con ellos *online*. Sin embargo, eso no es jugar en toda la extensión del término. No es más que tiempo de pantalla.

Una de las funciones clave del desarrollo durante la latencia es la inmersión de los niños en el mundo que los rodea, contando siempre con el apoyo de fondo de su familia, que les sirve de estructura de sostén. Sin embargo, si están todo el día pegados a una Xbox o a una *tablet* y no juegan ni hablan con nadie cara a cara, pierden una ingente cantidad de oportunidades de aprender a socializar. Por su naturaleza intrínseca, los dispositivos digitales generan aislamiento. A menudo los padres intentan persuadirme de que el juego digital, por así llamarlo, es en cualquier caso una actividad social, en tanto que los niños juegan *online* y conversan con sus amigos por chat; sin embargo, por lo que respecta a este grupo de edad, nunca terminan de convencerme. En la adolescencia los dispositivos digitales forman parte integral del mundo social, y los jóvenes envían continuamente mensajes a través de WhatsApp y FaceTime; para ellos, los dispositivos se convierten en una herramienta que sirve de apoyo a su vida social, en un accesorio esencial para satisfacer su constante necesidad de estar conectados. Sin embargo, en la edad de latencia los niños están empezando a establecer relaciones estrechas y a aprender las reglas de la amistad, de una manera que debería ser segura. La mayor parte de las veces los niños socializan bajo la atenta supervisión de los adultos, ya sean estos las cocineras y cuidadoras en el comedor del colegio, o bien otros padres, cuando los niños juegan en el parque o cuando van a jugar a casa de algún amigo o amiga. En esas situaciones los niños pueden buscar el apoyo de los adultos, que estarán siempre ahí, dispuestos a intervenir en una disputa o a ayudar a los pequeños a negociar cómo han de jugar juntos. Los niños de esta edad saben también que pueden volver a la seguridad de su familia e interrumpir la socialización por unas horas. Saben que si desconectan por un tiempo, podrán volver a encontrar a sus amistades al día siguiente en el colegio. Este tiempo dedicado a la socialización cara a cara es esencial para ayudar a los niños que cursan enseñanza primaria a desarrollar sus capacidades de relación social y emocional. Realmente me inquieta que el tiempo dedicado al uso de los distintos tipos de dispositivos digitales impida que los niños desarrollen debidamente estas capacidades.

Un estudio desarrollado en la Universidad de California en Los Ángeles concluyó que es posible que el tiempo que pasan ante las pantallas de sus dispositivos electrónicos pueda inhibir la capacidad de los niños para reconocer las emociones[8]. Los investigadores descubrieron que interpretaban mucho mejor las emociones humanas después de una pausa de solo 5 días en el uso de la tecnología.

Las pantallas nunca deben reemplazar a la interacción con los humanos. Los niños necesitan pasar mucho tiempo cara a cara con otras personas, con objeto de aprender a captar las señales sociales implícitas en las expresiones faciales, el lenguaje corporal y el tono de voz. Nada de eso puede deducirse de una pantalla. Lo que puedo ver en los cursillos y seminarios que imparto es una generación de niños que han perdido sus dotes para percibir los indicadores sociales, como consecuencia de la gran cantidad de tiempo que dedican a los dispositivos digitales. Los colegios deben reaccionar ante este fenómeno: en muchos de ellos se están creando clubs y asociaciones destinados a enseñarles las capacidades sociales que deberían haber aprendido por sí mismos durante su período de latencia. Se trata de recursos muy básicos, pero increíblemente importantes, como el aprendizaje del modo en el que se debe desarrollar una conversación, el del simple hecho de compartir, el de respetar los turnos o el de ver las cosas desde la perspectiva del otro. Esta situación resulta particularmente alarmante, sobre todo cuando se comprueban los efectos colaterales que tiene en la educación del niño, en su desarrollo social y, en última instancia, en su bienestar emocional.

Estudio de caso

Hannah, de 10 años, fue traída por sus padres a mi consulta porque comenzaba a tener problemas para relacionarse con sus compañeros durante su enseñanza primaria. El año anterior se había aislado cada vez más de su grupo de amistades y en el colegio empezaba a ser considerada como una alumna vulnerable, que debía realizar un gran esfuerzo para abordar la transición a la enseñanza secundaria. Sus padres estaban preocupados y no sabían qué era lo que había cambiado tanto en tan poco tiempo en su hija. Antes parecía tener un grupo de amistades normal y ni en el colegio ni en casa había mostrado hasta entonces problemas de relación social. Y, sin embargo, ahora Hannah se sentía muy triste y se preocupaba por tener que ir a clase. No tenía ya amigos con los que jugar o interactuar en el recreo o a la hora de la comida y no disfrutaba en el colegio.

LAS SESIONES

Cuando hablé con Hannah para conocer algunas de la dificultades que estaba teniendo y para saber de su vida en general, enseguida me quedó claro que uno de sus principales intereses en aquel momento era ver en su *tablet* episodios de una serie para adolescentes. En el colegio les habían dado a los alumnos sus propias *tablets*, por lo que sus padres no se preocuparon, ya que aquellos dispositivos llevaban instalados sistemas de control parental. Hannah podía acceder a YouTube para consultar temas relacionados con el colegio, pero también era ese medio el que le permitía acceder a la serie que la apasionaba y de la que llegaba a ver hasta seis o siete episodios al día. Hablando con la niña pude comprobar que estaba tan inmersa en esa serie que pensaba que el mundo era tal como aparecía en aquellos programas. Tenía verdaderos problemas en el plano social, ya que le costaba mucho hablar con las otras niñas y relacionarse con ellas y parecía haber dejado de comprender las reglas de la amistad: mientras que sus compañeras y compañeros se desarrollaban socialmente ella, absorbida por su *tablet*, se estaba quedando atrás. En el ámbito de las relaciones sociales, cuando uno queda relegado es muy difícil reintegrarse y volver a la situación previa.

De tener muchos amigos el año anterior, Hannah había pasado a estar verdaderamente en apuros. Las demás niñas empezaron a tomarle el pelo por su obsesión con aquella serie y por el hecho de que solo hablara de ella. Ya no sabía cómo integrarse en sus juegos o en sus conversaciones, tenía cada vez más y más dificultades para relacionarse y se sentía cada vez más marginada. Cuando discutía con alguien nunca sabía cómo resolver la situación. Pensaba que todo se resolvería como en su adorada serie, en la que los personajes, de edad similar a la suya, podían enfadarse y enfrentarse, pero en la que siempre había una «intervención» que hacía que todo se resolviera y volviera la normalidad, y todo en el espacio de los apenas 30 minutos que duraba cada episodio. Hannah no comprendía que el verdadero escenario en el que se desarrollan las relaciones sociales no era ese: cuando intentaba que se produjera esa «intervención» si discutía con alguien, los demás rechazaban esa forma tan fantasiosa de intentar arreglar las cosas y se burlaban de ella por tener un comportamiento tan ingenuo. Ello hacía que la niña se sintiera muy decepcionada y confusa, y se refugiara aún más, alejándose de sus amistades, en la falsa realidad de los episodios televisivos. En el colegio, a la hora de comer estaba siempre sola y dejaron de invitarla a casas de otras amigas para jugar. Cuanto peor iban las cosas en el colegio, más se refugiaba ella en su *tablet*. Los personajes de la serie habían reemplazado a sus amigas y amigos de la vida real. Había encontrado una realidad alternativa en la que vivir, distinta al mundo real. Y, como consecuencia de ello, el mundo real siguió su camino, dejándola a ella atrás.

LA INTERVENCIÓN

En primer lugar, tuve que ayudar a los padres de Hannah a que comprendieran los motivos de la exclusión social de su hija y en qué medida había contribuido su *tablet* a dicha exclusión. Ellos no sabían lo que había estado viendo en YouTube, y no podían entender cuál era el problema, si no había nada malo en los programas a los que la niña podía acceder. No eran violentos, no utilizaban un lenguaje malsonante e iban dirigidos al grupo de edad al que Hannah pertenecía. Tuve que hacerles ver que esos programas, debido a que estaban permanentemente disponibles y a que resultaban tan enormemente absorbentes para ella, habían sumergido a la niña en su propio mundo de fantasía y estaban haciendo que dejara de implicarse en el mundo real.

A continuación me puse manos a la obra para crear una tupida red de puentes sociales con Hannah. La ayudé a entender que aquellos episodios televisivos no eran algo real, lo que sin duda resultaba algo muy triste para ella. Hablamos mucho sobre lo distintas que parecían ser las cosas en aquella serie de las que ella experimentaba en el mundo real. Hice lo posible para que comprendiera que la vida real no funciona como la ficción de la vida en televisión y le hice ver que una de las consecuencias de que dedicara tantísimo tiempo a usar la *tablet* era que cada vez tenía menos amigas y amigos en el mundo real. Una vez que los padres fueron conscientes del problema, conseguí que empezaran a regular el uso de la *tablet* por parte de su hija y que solo le permitieran ver un episodio de la serie al día. También me puse en contacto con los responsables de su centro escolar, con objeto de que crearan un grupo de apoyo social con otros niños para el recreo y la hora de la comida. Intentaba que Hannah volviera a crear vínculos sociales. Volvimos a lo más básico y organizamos reuniones con niñas de un perfil similar al de ella y que fueran a ir al mismo instituto en el futuro, para que jugaran y se divirtieran juntas.

Los padres de Hannah también trabajaron en coordinación con el colegio, intentando limitar las formas en las que la niña podía utilizar las *tablets*. Por ejemplo, cuando iba en el autobús escolar, Hannah dedicaba siempre el tiempo a ver aquellos episodios en vez de a hablar con los demás. Los directivos del colegio dispusieron que el conductor desconectara la wifi, a fin de que los niños tuvieran que hablar entre ellos en vez de enfrascarse en sus dispositivos electrónicos.

RESULTADO

Sin duda el proceso no fue fácil ni rápido para Hannah; le llevó de hecho bastante tiempo llegar a reforzar de nuevo las capacidades sociales que había perdido y que fue restableciendo durante el año. Al final del último curso de primaria, después de muchas reuniones con amigos y con ayuda de sus profesores, Hannah había conseguido formalizar una relación de amistad sólida con dos nuevas amigas, por lo que dejó de sentirse tan aislada como antes. Los problemas de Hannah hicieron, por otra parte, que los responsables del colegio se replantearan el uso de las *tablets* que hasta entonces habían fomentado con tanta insistencia. El caso les hizo pensar que, ciertamente, este tipo de dispositivos pueden emplearse como medios pedagógicos pero, en determinadas circunstancias, es posible también que actúen como barreras sociales. El colegio había habilitado los sistemas de seguridad electrónica apropiados en las *tablets*, pero no había considerado en su justa medida las consecuencias de su uso para el desarrollo social de los alumnos de quinto y sexto de primaria, cosa que sí empezó a considerar de manera más activa a raíz de mi trabajo con Hannah.

Señales de alarma para niños de 4 a 7 años de edad

❖ Tu hijo/a tiene dificultades para realizar actividades que sus compañeros parecen desarrollar sin problemas, como montar en bicicleta, nadar, trepar, correr o realizar los ejercicios de las clases de educación física en el colegio.

❖ Le cuesta realizar actividades que implican uso de habilidades motoras finas, como vestirse, abrocharse los botones, atarse los cordones de los zapatos, abrir y cerrar cremalleras o usar el cuchillo y el tenedor.

❖ Le resulta difícil mostrarse creativo e imaginativo durante el juego. No sabe qué hacer al jugar con una caja de cartón o qué construir al jugar con juegos de construcción.

❖ No muestra ya interés por los juegos imaginativos o por disfrazarse, como hacía antes.

❖ Tiene dificultad para representar un juego o una historia utilizando juguetes como muñecas, figuritas, coches o cualesquiera otros recursos.

❖ Tiene problemas relacionados con el comienzo del curso escolar y para hacer amigos.

❖ Su comportamiento en clase presenta alteraciones con respecto al de cursos anteriores.

Señales de alarma para niños de todas las edades

❖ Se producen cambios en el colegio; por ejemplo, los profesores te comentan que está menos concentrado y parece más descentrado que antes o que en los recreos y la hora de la comida está solo y enfrascado en sus pensamientos.

❖ Deja de contar cosas sobre sus amigos, de los que antes no dejaba de hablar.

❖ Parece triste y dice que «se aburre» en el colegio; para los niños en edad de latencia esa es muchas veces su forma de manifestar que se sienten solos.

❖ Ya no muestra interés por cosas que antes le gustaban; solo le preocupa estar conectado *online*.

❖ Muestra menos interés por actividades que antes le divertían y que requieren tiempo y concentración (como leer, escribir, dibujar, colorear o jugar con piezas de Lego).

❖ Se distrae con facilidad (por ejemplo, no presta atención a las conversaciones; tiene una capacidad de atención limitada para todo aquello que no guarde relación con los dispositivos de pantalla que utiliza).

Algunas soluciones

⊃ Los niños aprenden y desarrollan sus capacidades «haciendo cosas» -probando, practicando, resolviendo problemas, aprendiendo a realizar diferentes tipos de tareas. No se debe sustituir el componente de «hacer cosas» propio de su desarrollo por el uso de los dispositivos digitales. El tiempo de pantalla muchas veces no consiste más que en mirar.

⊃ Es importante asegurarse de que los dispositivos digitales no son el único elemento de su repertorio de juegos.

⊃ Hay que distraerlo y divertirlo. Las distracciones se suelen ofrecer regularmente a niños más pequeños, pero también son útiles en niños de más edad. Conviene proponerle tareas diferentes, ya sean juegos o actividades, para que no esté siempre concentrado en una pantalla.

⊃ Los ordenadores y demás dispositivos informáticos pueden emplearse de muchas maneras. La red está llena de ideas, así que puede aprovecharse para encauzar otras actividades. Por ejemplo, es posible proponerle que busque vídeos en los que se explique cómo fabricarse un cohete con rollos de cartón de papel higiénico y haga uno siguiendo las instrucciones.

⊃ Es esencial dar prioridad al juego real, en detrimento del juego virtual.

⊃ El desarrollo social debe fomentarse, ofreciéndole a los niños oportunidades de que estén con otros niños. Conviene que los grupos en los que se integre sean lo más diverso posible

⊃ Hay que aprovechar todas las opciones de socialización que se presenten, jugando en el parque o en centros de juegos infantiles, participando en asociaciones infantiles y juveniles, saliendo de excursión con los amigos, etc. Así se facilitará el contacto con otros muchos niños y el establecimiento de relaciones sociales saludables.

Capítulo 2

El niño ya tiene su propio dispositivo digital

Todo lo que necesitas saber antes de comprarle a tu hijo su propio aparato digital es dónde vas a guardarlo y cómo vas a limitar su uso

La gente a menudo se sorprende cuando le digo que mi hijo de 8 años tiene su propia *tablet* desde los 4. Puedo ver el sentimiento de alivio en sus caras, como si estuvieran pensando: «¡Bueno!, si el hijo de la psicóloga tiene una *tablet*, no parece que el asunto tenga que ser un problema». A menudo los padres me preguntan: «¿Debería comprarle a mi hijo una *tablet*?, ¿cuál es la mejor edad para que un niño o niña empiece a usar ese tipo de aparatos?».

Para ser sincera, la decisión de comprarle a mi hijo la *tablet* fue de tipo fundamentalmente práctico, con intención de eludir las inevitables polémicas familiares sobre el uso de este tipo de dispositivos. No obstante, antes incluso de que la encendiera, me aseguré de que quedaran meridianamente claras las reglas referidas a cuándo podía usarla, durante cuánto tiempo y dónde. Aunque mi hijo afirmaba orgulloso que la tablet era «suya», me encargué desde el primer momento de que supiera que era yo quien la controlaba.

Lo que resulta evidente es que en los últimos años se ha producido un sostenido aumento del número de niños que tienen su propio dispositivo digital, cualquiera que este sea. En el Reino Unido uno de cada tres niños de entre 5 y 15 años tiene un ordenador en formato *tablet* y uno de cada tres de entre 8 y 11 años dispone de su propio *smartphone*[1]. Incluso los más pequeños tienen acceso a estos medios tecnológicos: en un reciente estudio se determinó que el 38% de los niños de entre 2 y 5 años manejan *tablets* Android, el 32% *tablets* de otro tipo y también el 32% tienen un teléfono móvil[2].

Con tales antecedentes cabe preguntarse si un niño en edad de latencia es lo suficientemente responsable para tener su propio dispositivo digital. ¿Hace el sentido de la propiedad que el niño tienda realmente a ser más responsable y los padres están tal vez renunciando a cualquier tipo de control parental al dejar que sus hijos manejen por sí solos su ordenador, su portátil, su *smartphone* o su *tablet*?

Cosas que has de tener en cuenta antes de comprarle un aparato digital a tu hijo

Al sopesar los pros y los contras de esta decisión, hay algunas cosas importantes sobre las que los padres necesitan reflexionar. La mayoría de los niños en edad de latencia carecen aún de las habilidades cognitivas que les permiten retardar la gratificación, lo que significa que su capacidad de esperar para cualquier cosa es en general muy limitada. Es igualmente escaso el desarrollo de su reloj interno, lo que por así decir, implica una menor capacidad de percepción del paso del tiempo. En lo que respecta al tiempo de pantalla, ello supone que, si se deja a su voluntad el manejo de este tipo de dispositivos, para ello no existe prácticamente la noción del paso del tiempo, con lo cual si no hay nadie que los limite y si no se establecen reglas claras, lo más probable es que tiendan a utilizarlos de manera continua e ininterrumpida. A estas edades un niño no dispone de los mecanismos adecuados para reconocer cuándo ha pasado el tiempo suficiente ante la pantalla y cuál es el momento en el que debe apagarla.

Los niños en edad de latencia disponen de un sistema de autorregulación que todavía no está lo bastante desarrollado: aún se rigen por esquemas mentales de tipo «quiero esto y lo quiero ya». Esta situación queda perfectamente ilustrada por el llamado «test del marshmallow» o «test del malvavisco», la golosina conocida como «nube». La prueba así llamada comprendía una serie de estudios sobre gratificación retardada desarrollados a finales de los años sesenta y principios de los setenta del pasado siglo, y dirigidos por el psicólogo Walter Mischel, por entonces profesor de la Stanford University. En los experimentos participaron cientos de niños, la mayoría de ellos con edades comprendidas entre 4 y 6 años. A cada niño se le hacía pasar a una habitación vacía con una mesa sobre la que había una de esas «nubes» y el investigador le decía al pequeño que iba a salir de la habitación durante 15 minutos.

Si el niño no se comía la «nube» mientras el responsable del estudio estaba fuera, sería premiado con una segunda golosina al regreso de aquel, pero si decidía comérsela antes de que el investigador volviera, no recibía la segunda «recompensa». En el estudio se llegó a la conclusión de que aproximadamente dos tercios de los niños optaban por comerse la «nube». Cuanto más mayores eran los niños, mayor era su capacidad para aplazar la gratificación; en otras palabras, no se comían la «nube», sino que esperaban a tener dos. Estos experimentos demuestran que a los niños más pequeños les es muy difícil esperar, aunque esa espera les sea propuesta por una figura que representa de algún modo autoridad. No comprenden la ventaja que supone esperar ahora para poder tener más después. Aunque la espera vaya en su propio interés, no son capaces de controlar sus impulsos. Sin embargo, a medida que se van haciendo mayores van estando en condiciones de usar sus capacidades cognitivas para reconducir sus impulsos y razonar con ellos mismos. En esencia, la cuestión se centra en su capacidad de utilización de sus funciones cognitivas (pensamientos) para gestionar sus sentimientos (impulsos). Se trata, en definitiva, de una capacidad psicológica avanzada, aunque vital, que los niños van asumiendo de cara a su inminente paso de la infancia a la adolescencia.

Los niños en edad de latencia no son tampoco capaces de gestionar las demandas que entran en competencia y sus cerebros, aún en desarrollo, no están todavía en condiciones de afrontar tareas múltiples. Así pues, si se les da un aparato digital para que lo utilicen sin imponerles ninguna clase de restricciones, con toda probabilidad se sentarán o se tumbarán con él toda la mañana, dejando de vestirse, de cepillarse los dientes, de ordenar su habitación o de realizar cualquier otra tarea que se les haya encomendado que realicen. Ello supone un considerable reto para cualquier grupo familiar que tenga que salir de casa por la mañana todos los días, cosa por lo demás, bastante común.

Mis dos principales reservas en relación con los niños que poseen aparatos digitales son las siguientes:

✪ ¿Supone ello un mayor tiempo del niño frente a la pantalla de uno de esos dispositivos?

✪ ¿Puede derivar en un uso de tiempo de pantalla privado/no regulado?

Tiempo de pantalla no regulado

Cuando el tiempo de pantalla no se regula o no se supervisa convenientemente es cuando pueden surgir problemas. En esta situación es en la que los padres pierden el control de la situación. Un reciente estudio llevado a cabo por Internet Matters[*] reveló que muchos niños disponen, literalmente a su libre albedrío, de los aparatos de conexión *online* que poseen. Un dato que resulta ciertamente alarmante indica que el 44% de los niños navegan por Internet y tienen acceso a las redes sociales y a los contenidos en *streaming* de la red sin supervisión de los adultos, y que casi la mitad de los niños de 6 años «surfean» por la red cuando están solos en su cama[3]. La única cosa que es imprescindible que los padres tengan siempre presente es que no es en absoluto razonable comprarles a sus hijos un dispositivo digital (ya sea este un teléfono, una *tablet*, un PC o una consola), dejarlo en sus manos y esperar que hagan el mejor uso de él. Es necesario asumir la propia responsabilidad y establecer reglas y un plan predeterminado, ya que, como hemos dicho, un niño en edad de latencia carece de las capacidades precisas para gestionar su tiempo de pantalla. ¿Y por qué debería tenerlas, si no hemos sabido adoptar las medidas necesarias para encauzar la situación? Nunca hemos de permitir a nuestros hijos el acceso no regulado a nada que pueda ser nocivo para ellos si no se controla (como sucede con la cantidad de azúcar que toman). ¿O no es acaso así?

El hecho de sentirse dueños de su propio dispositivo de pantalla crea en los niños la ilusión, muchas veces fundada, de que tienen el control del mismo. Ello es particularmente cierto en los casos de niños ya mayores que han conseguido ahorrar lo suficiente para comprarse por sí mismos su propio aparato. Su lógica es aplastante: «Me he gastado el dinero que tenía ahorrado en él, así que es mío y soy yo el que decide cuándo usarlo, durante cuánto tiempo hacerlo y dónde guardarlo». En esos casos, los problemas pueden empezar a surgir cuando los niños perciben cierta sensación de control. Los niños en edad de latencia eran hace pocos años pequeños continuamente enrabietados que, en situaciones como esta, comienzan a experimentar y probar hasta dónde alcanza su poder y su autonomía. Así pues, es verdadera-

---

[*] Organización sin ánimo de lucro británica creada en 2014 para apoyar a los padres en el control del uso de la tecnología digital por parte de sus hijos.

mente importante que sus padres transmitan sensación de autoridad, incluso cuando sus hijos sienten que son ellos los que mantienen el control. No hay que dejarse convencer por sus argumentaciones. No debes renunciar a esa autoridad en ningún momento: se trata de una cuestión delicada, que afecta a casi todos los aspectos de la crianza de los hijos. Imagina lo que sucedería si dejaras que tus hijos decidieran qué es lo que van a cenar cada noche o a la hora que se van a dormir. Es esencial que los niños comprendan que, efectivamente, pueden elegir en qué gastan el dinero que han conseguido ahorrar, pero también que tú eres la madre o el padre y quien establece las reglas en lo que respecta al tiempo que se debe o no pasar ante la pantalla de un dispositivo digital.

¿Cuál es tu plan?

Antes de que cualquier aparato digital para los niños entre en casa, los padres necesitan tener un plan ya preestablecido. Muchos, sobre todo si se trata de su primer hijo o hija, difícilmente imaginan el poder que uno de estos dispositivos puede llegar a ejercer y el modo en el que puede constituirse en un problema serio si se relajan la atención y el control. Es algo así como tener en casa una mascota: debemos pensar en cuáles son las posibles consecuencias de tener ese y adecuar las condiciones de la casa y de la familia a su presencia. Cuando un niño decide que tiene dinero suficiente para comprarse un monopatín o una batería, estoy segura de que la mayor parte de los padres se hacen una idea de inmediato de cómo y cuándo pueden utilizarse. En cambio, la gran mayoría de los padres con los que trato carecen de planes cuando el tiempo que sus hijos dedican al uso de dispositivos de pantalla empieza a convertirse en un problema.

Piensa en las reglas que debes establecer en relación con el tiempo de pantalla. ¿Se va a permitir el uso del dispositivo en la mesa a la hora de comer o cenar? ¿Es permisible su utilización cuando los niños están en la cama?

No hay una respuesta correcta o incorrecta tajante para este tipo de preguntas. Los padres deben pensar en ellas, decidir qué reglas son las que mejor se ajustan a su familia y asegurarse de que esas reglas se cumplen. Siempre se han de seguir lo que yo llamo los principios básicos de la crianza y la educación de los hijos: ser coherente, saber cuándo hay que decir no, saber cuándo se va a ceder, y, por encima de todo, mantener el control. Uno de los consejos que doy con más frecuencia a los padres que me consultan es que hay que saber «elegir las batallas», estando siempre seguro de que de las batallas que se elijan se va a salir victorioso. Cualquier motivo puede dar lugar a una de esas batallas. Sin embargo, si las disputas se generalizan, la vida familiar puede convertirse en algo realmente estresante. Así pues, es conveniente tener previstas las cuestiones en las que se va a ser flexible y aquellas en las que se va a mantener una posición de firmeza, aunque, en cualquier caso, lo más importante es que nuestro hijo sepa que cuando se establece una regla esta va a cumplirse. Por lo que respecta a los dispositivos digitales y al tiempo de pantalla, mi profusa experiencia en este campo me dice que esa es una de las batallas que hay que elegir de cualquier modo, y que los padres necesitan ganarla.

Asimismo, una buena idea es que los padres conozcan el funcionamiento del dispositivo que van a poner en manos de sus hijos antes de hacerlo. He conocido casos de personas que compraron a sus hijos iPods y lectores de libros electrónicos sin ser conscientes de que los niños podían acceder a Internet por medio de ellos. Un padre con el que trabajé hace tiempo sufrió un verdadero *shock* cuando se enteró de que su hijo, de 9 años, había estado accediendo durante meses a través de Google y YouTube a páginas ciertamente inapropiadas para un niño de su edad, sin que él lo supiera.

¿Da la posesión de un dispositivo digital mayor sentido de la responsabilidad a nuestros hijos?

Una de las ventajas de que un niño en edad de latencia posea su propio dispositivo digital es que ello puede contribuir a que se haga más responsable. Así sucedió, ciertamente, con mi hijo, que aprendió a cuidar de algo que empezó a apreciar desde muy corta edad y que nunca ha golpeado, perdido o roto su *tablet*. Hace años trabajé en un colegio en el que los profesores estaban enseñando a los alumnos a tomar fotografías digitales para ampliarlas y utilizarlas en los murales con los que decoraban las clases. Eran niños de primer curso de primaria, por lo que habían comprado cámaras especiales a prueba de golpes, porque pensaban que sería más seguro para los niños, que las podrían usar sin riesgo. Se trataba de cámaras grandes y toscas, que parecían sacadas de los dibujos animados, baratas y que, a pesar de todo, cuando recibían algún golpe era fácil que su mecanismo se estropeara con facilidad. Así que los profesores terminaron por decidir que era preferible adquirir algunas cámaras digitales convencionales, las mismas que los niños veían utilizar a los adultos. Desde aquel momento, ninguna de las nuevas cámaras se rompió, ya que los pequeños comprendieron de inmediato que se trataba de objetos valiosos y que había que utilizarlos con cuidado. Desde el punto de vista cognitivo, los niños son perfectamente capaces de entender cuándo algo es valioso o precioso. El mayor o menor cuidado que los niños apliquen a la utilización de los objetos depende de cuánto los valoren personalmente; si se trata de algo que aprecian mucho, harán todo lo posible por cuidarlo mejor. Cuando el objeto en cuestión es algo que les aporta cierto estatus, por así llamarlo, sin duda harán todo lo que esté en su mano por cuidar de él. Sin embargo, también se ha de considerar en este contexto su nivel de destreza. Los niños en edad de latencia son a veces algo torpes en sus movimientos y la probabilidad de que dejen caer o de que rompan las cosas es mayor que en el caso de los adultos, debido a que sus habilidades motoras finas no son las mismas que las de los mayores. Por ello, una buena idea es ponerle a cualquier dispositivo que los niños vayan a utilizar topes protectores o fundas que eviten, o al menos reduzcan, la probabilidad de que se dañen.

¿Dónde deben usarse los dispositivos?

Estoy firmemente convencida de que, siempre que sea posible, los niños (y en particular los de edades comprendidas entre 4 y 7 años) siempre han de estar sometidos a supervisión cuando utilizan dispositivos digitales y de que deben usarlos en espacios comunes/compartidos y no en su cuarto. Reconozco, sin embargo, que a diferencia de la televisión, los dispositivos digitales son portátiles y que los niños pueden llevarlos de una habitación a otra, siendo por lo demás imposible que los padres sepan dónde están y qué están haciendo sus hijos con ellos en cada momento. Sé también que muchas veces se tiende a perder la noción del tiempo cuando se trata del control de los pequeños. Si el niño está tranquilo ¿por qué molestarlo? No obstante, aunque se tengan implantadas limitaciones a la conexión wifi o a la de los propios dispositivos, siempre es importante que los padres sepan lo que están haciendo sus hijos mientras están conectados *online* y qué es lo que están buscando. El hecho de que tu hijo use su *tablet* cerca de donde tú estás te permite saber durante cuánto tiempo la usa, mientras que si no lo tienes a la vista, ese control resulta mucho más difícil.

Lo más idóneo para los padres de niños en edad de latencia es transmitir una cultura de relación abierta con sus hijos. Cuando un niño maneja dispositivos *online* en espacios compartidos, aunque no interactúen con los padres ni con otras personas, existe al menos la posibilidad de que sean los demás los que interactúen con él o ella, por ejemplo, si uno de los padres advierte que ya está la cena o uno de los hermanos quiere saber qué está haciendo. En cambio, si el niño está enfrascado en el uso de su dispositivo digital en su cuarto y en silencio, hay menos posibilidades de que alguien vaya a interrumpirle y, en consecuencia, es mayor la probabilidad de que esté allí solo y absorto durante más tiempo.

El uso de dispositivos entra en competencia directa con el tiempo social. Por definición, la conexión *online* a un dispositivo de pantalla es una actividad solitaria y aislante, que impide que los niños mantengan interacciones con su entorno de la vida real. Al menos, el hecho de que un niño utilice su tiempo de pantalla rodeado de otras personas, reduce su grado de aislamiento.

Algo que he podido constatar en mi trabajo de investigación clínica es que, con objeto de mantener la autoridad parental, es necesario mantener igualmente el grado de vinculación con los hijos. En otras palabras, hay que preservar la comunicación. En cualquier momento, un miembro de la familia puede concentrarse en la realización de una actividad que implique soledad y aislamiento, como el tiempo de pantalla, lo que corta momentáneamente la conexión entre los miembros de la familia; ello es algo que conviene evitar siempre que sea posible, en especial en la relación con los niños en edad de latencia.

Mientras que los bebés y los niños de 2 o 3 años experimentan grandes y repentinos avances en sus capacidades motoras y de lenguaje, los que están en lo que conocemos como edad de latencia centran más su desarrollo en los procesos emocionales y sociales. Observan, aprenden y desarrollan su personalidad, al tiempo que absorben información del mundo que les rodea. Si tienen su mente sumergida en la pantalla de un dispositivo digital y no puedes verlos y saber qué es lo que están haciendo y qué influencias están recibiendo en cada momento, la cuestión adquiere tintes ciertamente preocupantes. El desarrollo social y emocional se consigue por medio de observación, copia de comportamientos y actitudes y relación, mecanismos todos ellos bloqueados por el uso de dispositivos digitales.

Creo firmemente en lo perjudicial que resulta que los niños usen los aparatos digitales en su dormitorio y recomiendo que, en la medida de lo posible, dicho uso se evite. Aunque el niño diga que su *tablet* está apagada o que se está cargando, es importante sacarla de su cuarto, sobre todo durante la noche: a menudo la tentación de usarla es demasiado grande. Conozco a muchos adultos que usan sus móviles en la cama antes de dormirse, o incluso si se despiertan en mitad de la noche. Si es difícil para un adulto resistirse a la atracción de Internet cuando se supone que se debería estar durmiendo, cuánto más no lo será para un niño en edad de latencia.

Hiperfocalización

¿No has observado que, cuando un niño está absorto frente a la pantalla de un dispositivo, alcanza un estado de abstracción próximo al trance? Sus ojos están pegados al brillo de la pantalla y, no importa cuántas veces le hagas una pregunta o intentes hablar con él, es como si no pudiera oírte. Este exceso de concentración, que consume todos los recursos mentales, se conoce como *hiperfocalización*. Aunque, para la realización de determinadas actividades, se trata de una capacidad que puede resultar útil, si no se quiebra o se interrumpe con facilidad se convierte en un problema.

Creo que, de un modo u otro, todos hemos experimentado alguna vez un estado hiperfocalizado. Hace poco dejé a mis hijos en el colegio por la mañana. Se me había hecho tarde y tenía que coger un tren de cercanías para llegar a una reunión a la que estaba convocada. Llegué a la estación con apenas dos minutos de adelanto antes de que llegara el tren y, en ese momento, recibí un aviso de recepción de un mensaje en el buzón de voz de mi móvil que decidí escuchar por si tenía algo que ver con la reunión. Por desgracia, había mucho barullo a mi alrededor, lo que me impedía escuchar el mensaje con claridad. Torcí la cabeza hacia un lado intentando aislarme para poder oírlo. Cuando colgué después de haber escuchado el mensaje me sorprendí al comprobar que el tren había llegado y se había ido. A pesar de estar de pie en el andén y tenerlo justo en frente de mí, estaba tan concentrada en intentar escuchar el mensaje que no me di cuenta de que el ruido que oía era el del tren. En eso consiste la hiperfocalización. Es algo que hace que no se perciba nada del entorno, por muy inmediato que este sea, y que nos hace permanecer concentrados en una sola cosa. En mi trabajo suelo ver con frecuencia estados hiperfocalizados cuando los niños están conectados a sus dispositivos digitales.

Conviene tener en cuenta que el nivel adecuado de atención no consiste en centrar la atención en una sola cuestión. La atención idónea es aquella que nos permite concentrarnos en la realización de una tarea, pero manteniéndonos alerta y siendo conscientes de lo que sucede a nuestro alrededor. En términos evolutivos podría decirse que necesitamos controlar nuestro entorno de forma continuada para garantizar nuestra supervivencia. Para los hombres de las cavernas, los estados de hiperfocalización podían significar acabar en las fauces de un tigre de dientes de sable. En nuestros días, la hiperfocalización en niños en edad escolar implica a menudo el ser golpeado o arrollado por un coche al cruzar la calle usando el móvil, caso por lo demás cada vez más común o, en lo que a mí respecta, perder el tren y llegar tarde a una reunión.

La hiperfocalización se produce cuando algo absorbe toda nuestra energía mental o nuestra atención, como sucede al intentar hacer cálculos matemáticos de memoria o al intentar descifrar un inaudible mensaje telefónico en el andén de una estación, o bien cuando algo resulta tan estimulante que capta por completo nuestra atención, hasta el punto de excluir todo lo demás, que es exactamente lo que hacen los dispositivos de pantalla. Las cosas pueden ser interesantes y absorbentes, pero la hiperfocalización es un estado específico de una zona del cerebro, en el que la concentración en algo alcanza tal nivel que se deja de percibir cualquier cosa que suceda a nuestro alrededor.

Los investigadores que estudian el trastorno por déficit de atención con hiperactividad (TDAH) han sometido a pruebas de imagen diferentes zonas del cerebro para analizar más en profundidad la hiperfocalización. En términos sencillos puede decirse que, incluso cuando estamos en «modo de reposo», determinadas partes de nuestro cerebro continúan funcionando. Son las partes implicadas en la percepción del medio externo y en el procesado de la información visual y auditiva. Estas partes cerebrales son las que conforman la llamada *red neuronal por defecto*. El trabajo de la red neuronal por defecto consiste en mantenernos alerta ante el entorno que nos rodea, con objeto de detectar posibles peligros, ya sean las mandíbulas de un tigre de dientes de sable o el parachoques de un coche. Sin embargo, cuando es preciso que nos concentremos en una cosa o una tarea en particular, estas partes detectoras del cerebro atenúan su nivel y las partes necesarias para la realización de la tarea se activan.

De este modo desviamos los recursos mentales de la red neuronal por defecto a las partes del cerebro que ahora están trabajando para regular la realización de la tarea que nos hemos propuesto realizar. Necesitamos desconectar, al menos parcialmente, la parte detectora de nuestro cerebro, a fin de podernos concentrar adecuadamente en lo que estamos intentando hacer, sin percibir las constantes distracciones que nos rodean. Los investigadores han constatado[4] que, cuando a una persona afectada por TDAH se le asigna una tarea, su red neuronal por defecto no se desconecta o se desactiva en la medida suficiente como se supone que debía hacerlo. Intentan concentrarse pero siguen percibiendo estímulos externos procedentes de su entorno. Ese es el motivo de su falta de atención y de su dificultad para orientar esa atención de manera eficaz, dado que las partes detectoras de su cerebro continúan atrayéndola y dirigiéndola a elementos del entorno. Por el contrario, cuando los investigadores asignaron a personas con TDAH tareas que para ellas resultaban extraordinariamente gratificantes, su red neuronal por defecto se desconectaba por fin, aunque en tal situación entraban en un estado hiperfocalizado y no podían después «reiniciar» su red neuronal por defecto. Ello implicaba que quedaban apresados en un «estado zonal» y que no podían restablecer la sintonía con el medio que les rodeaba.

El proceso es el mismo que tiene lugar en las zonas cerebrales de los niños cuando manejan un dispositivo digital. Su uso es para ellos tan estimulante que solo son capaces de concentrarse en la pantalla, sin detectar lo que pasa a su alrededor. En este contexto son varias las cosas que me preocupan. Uno de los problemas más serios es que el estado hiperfocalizado es un estado de desconexión que no es en absoluto el más adecuado para el aprendizaje y el desarrollo de las capacidades sociales. Todos necesitamos mecanismos que nos habiliten para responder al flujo constante de información que nos llega de nuestro entorno. Cuando se está hiperfocalizado, es a menudo muy difícil abordar el cambio de tareas, proceso mental que resulta sin duda esencial. Es imprescindible que los niños puedan cambiar de foco de atención a fin de completar debidamente la mayor parte de las funciones cognitivas.

En consecuencia, es importante evitar el exceso de hiperfocalización. Suelo recomendar encarecidamente a los padres que, siempre que puedan, estén presentes o pendientes de ellos, cuando sus hijos usan los dispositivos digitales, ya que así se incrementan las probabilidades de que se emitan estímulos ambientales que interrumpan la concentración excesiva e incorporen elementos de distracción. Cuando los pequeños están solos en su cuarto en un estado hiperfocalizado y no hay estímulos ambientales de interferencia, pueden mantenerse en ese estado durante horas. Nos preocupa el hecho de que el tiempo de pantalla pueda hacer que nuestros niños pierdan capacidad de atención pero, de la misma manera, también debe preocuparnos el exceso de concentración. Lo deseable es que los niños desarrollen capacidades de concentración flexibles, de modo que puedan concentrarse y prestar atención cuando es necesario, pero también cambiar el objeto de su atención cuando sea preciso.

Estudio de caso

Los padres de Evie, de 4 años, acudieron a mi consulta cuando observaron que la niña, que estaba terminando el primer curso de enseñanza preescolar no estaba contenta en clase y tenía dificultades para hacer amigos. Su profesora les había llamado para decirles que había observado en ella un comportamiento algo extraño y escasa capacidad de escucha. Los padres de Evie no podían entenderlo. Su hija era una niña brillante que había aprendido a identificar los números, las formas, las letras y los colores a una edad más temprana de lo normal. Pensaban que Evie no tendría problemas en el colegio, ya que, en el plano pedagógico, estaba tal vez más adelantada que los niños de su edad. Sin embargo, la profesora afirmaba que le costaba mantener la atención y que alteraba a otros niños de la clase.

LAS SESIONES

Los padres de Evie daban una especial prioridad a la educación. Ambos eran titulados universitarios, tenían buenos empleos y deseaban que su única hija disfrutara de todas las ventajas en su vida. Apreciaban el valor de la tecnología en la vida moderna, por lo que, según me contaron, le habían comprado a Evie una *tablet* cuando tenía solo 2 años y habían cargado en ella varias aplicaciones educativas. Orgullosos me mostraron como manejaba la *tablet* y cómo podía pasar sin problemas de una aplicación a otra. De hecho, quedé ciertamente sorprendida por su habilidad y, en efecto, me pareció que tenía recursos avanzados para su edad.

Sin embargo, cuando fui a ver a Evie al colegio para observarla, enseguida me di cuenta de que, como decía su profesora, tenía dificultades escolares y, con toda probabilidad, el origen de las mismas estaba en la *tablet*. La niña conocía todas las formas, números y colores que había aprendido con las aplicaciones que el dispositivo tenía, pero carecía de las capacidades sociales o las habilidades de juego que le eran necesarias para progresar en el colegio. Dado que la mayor parte de sus juegos se centraban en la *tablet*, le resultaba difícil elegir opciones y autoorganizarse o autodirigirse en clase. Al haberse educado en casa, a base de aplicaciones electrónicas rápidas, coloridas y sonoras, hacer una torre con bloques de construcción o ensartar cuentas de colores en una cuerda eran actividades que para ella eran cualquier cosa menos estimulantes. Sus compañeros de clase estaban encantados de jugar con piezas de Duplo o Lego, con coches, con cocinitas de juguete o con muñecos o cochecitos de bebé; pero Evie no le daba ningún valor a todas esas cosas. El juego imaginativo era algo que la dejaba perpleja. No podía establecer vínculos con los otros niños y no le gustaban, o no comprendía la razón de ser de los objetos que se le ofrecían, por lo que se sentía aburrida y frustrada. Ello hacía que, en ocasiones, mostrara conductas destructivas, a raíz de lo cual los adultos responsables de la clase se sintieron obligados a tomar cartas en el asunto.

Cuando les hablé a sus padres de la *tablet* se mostraron estupefactos por el hecho de que yo pensara que era esa la causa de algunos de los problemas que Evie tenía en clase. Ellos pensaban que dejar que la niña pasara todo su tiempo jugando con aplicaciones educativas supondría una gran ventaja y que le permitiría alcanzar un nivel más avanzado que el de sus compañeros. Sin embargo, pude comprobar que el efecto conseguido fue exactamente el contrario. El interés de Evie por su *tablet* había ido aumentando con rapidez, hasta el punto de que ahora, a los 4 años, pasaba casi todo su tiempo libre usándola, algunos días hasta 4 horas. Mientras la niña estaba tranquila con la *tablet*, sus padres (como hacen muchos otros padres) aprovechaban el tiempo para dedicarse a otras tareas.

LA INTERVENCIÓN

Los padres de Evie empezaban a darse cuenta de que no había sido una buena idea que una niña de tan corta edad pasara tanto tiempo frente a un dispositivo de pantalla. Habían caído en la trampa de pensar que la *tablet* era todo lo que la niña necesitaba para salir adelante. En cambio, lo que un niño en el inicio de su edad de latencia requiere es interacción y atención. Les expliqué que el uso de una *tablet* es una actividad solitaria, que no ayudaba en absoluto a que Evie aprendiera a fomentar su interacción social y sus capacidades de comunicación y juego imaginativo, que es lo que los niños necesitan para progresar en el aprendizaje escolar. Creyendo ayudarla, lo que habían hecho era limitar su capacidad de enfoque y concentración.

Les propuse que ampliaran el espectro de actividades de Evie de modo que en casa pudiera dedicarse a distintos tipos de tareas y juegos. El objetivo no era restringir el uso de la *tablet*, sino más bien ampliar el espectro de oportunidades para que la niña hiciera otras cosas, de modo que disminuyera su tiempo de pantalla. El principio de la solución era tan fácil como que sus padres le dijeran a Evie «Salgamos a jugar al jardín» o «Vamos a dar un paseo por el parque», o bien que hicieran una tarta con su ayuda o dibujaran con ella, jugaran a cualquier juego, cantaran o hicieran un rompecabezas con la niña. Eran todas ellas cosas que requerirían más tiempo y más implicación por parte de los padres, pero, a la edad de Evie, la interacción con otras personas es infinitamente más importante que la interacción con una *tablet*. Era esencial que los padres de la niña aprovecharan cada una de las oportunidades que se les presentaran de comunicarse y de compartir su tiempo con su hija.

Si así lo deseaban, los padres podrían permitir que la *tablet* siguiera formando parte de la gama de actividades de Evie, aunque con una menor disponibilidad. Si la niña dedicaba más tiempo a otras actividades, automáticamente disminuiría el tiempo de pantalla hasta niveles más manejables. Di a los padres de la niña una serie de pautas a seguir, la principal de las cuales era que dejara de llevar a todas partes la *tablet* mientras estuviera en casa. Asimismo, los animé a que le ofrecieran otras opciones, y la distrajeran, de modo que no tuviera el dispositivo de pantalla a su lado en todo momento.

EL RESULTADO

A los padres de Evie les producía una gran ansiedad limitar el tiempo de acceso de su hija a la *tablet*, ya que les preocupaba que la niña tuviera rabietas al ver que le recortaban el tiempo de pantalla. Se dieron cuenta de que habían cometido el error de permitir el sobreuso del dispositivo, acuciados por las exigencias de sus respectivos trabajos, y mi consejo fue que cambiaran de actitud e intentaran hacer las cosas de otra manera. Establecieron un programa en el que se especificaba el tiempo que se le permitiría a la niña usar la *tablet* y se dieron un mayor margen de tiempo libre para dedicarlo a jugar con su hija. Evie estaba tan contenta de poder pasar tiempo jugando con su madre y su padre que prácticamente no tuvo ninguna rabieta. Hubo, es cierto, algunos momentos de fricción, que solían producirse cuando la niña estaba cansada o cuando pedía expresamente la *tablet*, pero esos momentos no fueron ni por asomo tan malos como ellos preveían. De hecho, Evie se adaptó a la nueva situación mucho más rápidamente de lo que sus padres hubieran imaginado nunca

El proceso de adecuación no fue instantáneo, pero con un poco más de juego y de atención y mucho menos tiempo de uso de la *tablet*, la pequeña comenzó poco a poco a mejorar su integración en clase. Al pasar al curso siguiente, su comportamiento había mejorado sensiblemente, se sentía mucho más confiada en clase y estableció una estrecha relación con dos amigas. A medida que fue aprendiendo a jugar, haciéndolo con sus padres, la *tablet* fue cada vez menos importante para ella, ya que tenía cosas más interesantes en las que ocupar su tiempo.

Señales de alarma

❖ Los padres sienten que no tienen autoridad en relación con el uso de los dispositivos de pantalla; son los hijos los que lo controlan. No saben dónde está el dispositivo, ni si su hijo lo está usando o durante cuánto tiempo lo hace.

❖ Hay continuas discusiones y disputas por que los hijos dejen de usar sus dispositivos digitales.

❖ El niño se lleva el dispositivo de pantalla a la cama. Si no se le permite hacerlo lo oculta a hurtadillas y se le descubre muchas veces despierto con él.

❖ Al niño le cuesta conciliar el sueño, está continuamente cansado o presenta pautas de sueño alteradas debido al uso de dispositivos electrónicos.

Algunas soluciones

⊃ Antes de darle al niño su propio dispositivo, los padres deben plantearse a sí mismos algunas preguntas: ¿Comprende mi hijo la noción de tiempo y el valor de los objetos? ¿Es capaz de reconocer cuándo ha tenido ya bastante tiempo de pantalla y de dejar de usar el dispositivo digital por sí mismo? Si no es así, no puede manejar su propio dispositivo sin la pertinente supervisión.

⊃ Con independencia de quién sea el «poseedor» del dispositivo, su uso debe ser controlado y regulado. Han de establecerse al respecto reglas y límites estrictos.

⊃ La posesión del aparato puede generar en el niño la ilusión del control del mismo: «Esta es mi *tablet* y puedo hacer con ella lo que quiera». Los padres deben dejar claro desde el primer momento que la posesión del dispositivo no significa que sea el niño el que ejerce el control sobre él.

Capítulo 3

Tiempo *online*: ¿cuánto es demasiado?

Cuál es el tiempo que se le debe dejar a un niño pasar ante un dispositivo digital y cuáles son las consecuencias del excesivo tiempo de pantalla

La pregunta que más me plantean los padres es siempre la misma: «¿Cuánto tiempo debe pasar mi hijo conectado *online*?».

Cabe preguntarse, pues, si 2 horas al día son demasiadas para que un niño juegue con una Xbox o cuánto tiempo debe utilizar una *tablet* un niño de 7 años al cabo del día. ¿Cuánto tiempo es excesivo para cada caso?

Para los padres que, como yo, aceptan que el tiempo de pantalla es una parte hoy día inevitable de las vidas de sus hijos resulta difícil pensar que exista un tiempo ideal o seguro para que un niño en edad de latencia utilice a diario sin riesgo un dispositivo digital, cualquiera que este sea.

Si los padres buscan directrices oficiales al respecto no están de suerte, al menos en el Reino Unido. En la actualidad no existen recomendaciones de nivel oficial sobre la cantidad de tiempo que los niños pueden pasar ante un dispositivo de pantalla cada día. La American Academy of Pediatrics recientemente ha revisado sus directrices relacionadas con esta cuestión, ante la naturaleza cambiante de las tecnologías digitales. Tras dicha revisión, esta institución recomienda una hora de tiempo de pantalla al día como máximo para niños de 2 a 4 años, mientras que para los de 6 años simplemente afirma que los padres deben «limitar el uso de medios digitales». Con ello se deja en manos de los padres la responsabilidad de determinar las restricciones, de controlar el tipo de medios digitales que sus hijos emplean y de definir límites coherentes para el tipo de dispositivo y para en tiempo de utilización del mismo. La academia también asigna a los padres la función de garantizar que los medios digitales no reemplazan a unas pautas adecuadas de sueño, actividad física y otros factores esenciales para el mantenimiento de un buen estado de salud.

En otros países la preocupación por estas cuestiones es mayor. Por ejemplo, los padres taiwaneses actualmente están obligados por ley a controlar el tiempo de pantalla de sus hijos. El gobierno puede imponer una multa equivalente a 1.100 euros a los padres cuyos hijos (hasta los 18 años de edad) utilicen dispositivos electrónicos durante lo que se considere una «cantidad excesiva de tiempo» (aunque, a decir verdad, la aplicabilidad de la ley es más bien dudosa, en tanto que el límite de dicha cantidad no se precisa). China y Corea del Sur cuentan con medidas legislativas similares.

Sé por experiencia que la mayoría de los padres, en el mejor de los casos, no saben cuánto tiempo pasan sus hijos ante los dispositivos de pantalla (y en el peor se niegan a aceptar que ese tiempo es excesivo). Los domingos por la mañana es frecuente que mi hijo se despierte antes que yo y debo reconocer que, en estas circunstancias, está desarrollando una singular habilidad para ir silenciosamente a por su *tablet*, para poder pasar un rato con ella sin interrupciones antes de que se levanten los mayores. Como es lógico, no tengo ni idea de cuánto tiempo puede pasar con ella en estos casos y está claro que él tampoco. Muchos padres con los que trabajo me dicen que sus hijos pasan alrededor de una hora conectados *online*, pero cuando les digo que intenten llevar un registro de ese tiempo, suelen sorprenderse, porque ese número de horas es como promedio sustancialmente superior.

Todas las evidencias apuntan al hecho de que los niños en edad de latencia tienden a acumular cantidades preocupantes de tiempo de pantalla. Un informe de Ofcom sobre el consumo de medios digitales en el Reino Unido estimó que, como promedio, los niños de 3 y 4 años pasan hasta 3 horas diarias frente a una pantalla, cifra que asciende a 4 horas para los de edades comprendidas entre 5 y 7 años y a 4,5 horas para el intervalo de edad comprendido entre 8 y 11 años[1]. Una reciente encuesta determinó que, en general, los niños pasan una media de 17 horas por semana frente a una pantalla, casi el doble de las 8,8 horas semanales de media que pasan jugando al aire libre[2].

Según el doctor en Psicología Aric Sigman, a la edad de 7 años, un niño nacido actualmente en el Reino Unido habrá pasado todo 1 año, contando las 24 horas del día, viendo la televisión, frente a la pantalla de un ordenador o jugando a videojuegos. Si les dijera a los padres de los niños en edad de cursar enseñanza primaria a los que trato que sus hijos han pasado un año entero de sus vidas mirando a una pantalla, no estoy nada segura de que me creyeran. Pero sin duda se trata de un problema que se plantea a escala mundial: un estudio realizado en 2010 en Estados Unidos reveló que los niños de edades comprendidas entre 8 y 10 años pasan un alarmante promedio de 8 horas utilizando diferentes medios electrónicos fuera del horario escolar, es decir, más tiempo del que en realidad pasan en el colegio[3].

La investigación ha demostrado también que el tiempo que un niño pasa frente a una pantalla puede afectar a la probabilidad de que acabe por convertirse en un jugador patológico (o en cualquier caso, problemático). Un reciente estudio observó que los jóvenes que llegan a ser jugadores patológicos empiezan jugado una media de 31 horas por semana, mientras que los que no llegan a serlo se inician jugando un promedio de 19 horas por semana (del orden de 2 o 3 horas diarias)[4]. Creo que estos datos demuestran a las claras la importancia de saber gestionar el problema del tiempo de pantalla desde el primer momento en el que los dispositivos digitales entran a formar parte de la vida de nuestros hijos.

¿Puede ser perjudicial el exceso de tiempo de pantalla?

Resumiendo la respuesta en solo dos letras: sí. Los científicos y los investigadores apenas han empezado a rascar la superficie en sus análisis del alcance que puede tener el tiempo que un niño pasa frente a un dispositivo con pantalla, pero los resultados iniciales de sus averiguaciones son sin duda alarmantes. Así, por ejemplo, se estudió una población de 2.500 niños, con el fin de identificar los factores que contribuyen al desarrollo de TDAH. La investigación puso de manifiesto que, por cada hora de televisión que los niños veían al día, el riesgo de que se registraran problemas relacionados con la atención aumentaba en casi un 10%[5].

El principal problema es que ciertos tipos de exposición a las pantallas inducen en ocasiones liberación de adrenalina. Ello puede deberse a cualquier estímulo que cause excitación, temor, estrés o estimulación, por ejemplo, cuando se está viendo un partido de fútbol por cuyo resultado se esté muy interesado o cuando se está jugando a un juego de ordenador en el que tu personaje puede morir. La liberación de adrenalina se asocia a la percepción de una amenaza, no a la amenaza en sí. Entre los posibles desencadenantes se cuentan las amenazas físicas, los temores, la excitación o la emoción, los comportamientos de riesgo, los estímulos visuales intensos y los ruidos fuertes y las temperaturas elevadas, muchos de los cuales son elementos asociados, aún en el plano virtual, al tiempo de pantalla. Así pues, es más que probable que la excitación que a un niño le producen los juegos *online* le provoque una respuesta de liberación de adrenalina.

Algunos de estos juegos están clasificados como adecuados para usuarios de 12, 16 o 18 años y yo, personalmente, desaconsejo vivamente que los niños en edad de latencia los utilicen. No obstante, hay también muchos juegos populares dirigidos a niños en edad de latencia, como el Minecraft (que tiene versiones adecuadas para su uso a partir de los 10, los 7 o incluso los 4 años) que, sin embargo, presentan también elementos que implican excitación y potencial riesgo.

Los niños en edad de latencia tienen una viva imaginación y pueden quedar atrapados por su propia fantasía. Es fácil que sean absorbidos por la atracción de los juegos *online*, con lo que se activan las respuestas fisiológicas de su cuerpo. Como padres, los adultos no debemos soñar con embarcar a nuestros hijos en una montaña rusa sin fin o en llevarlos al parque de atracciones varias veces al día, ni en mantenerlos en un estado de creciente excitación durante horas. Son cosas que no haríamos en ningún caso en el mundo real, pero que sí permitimos que les sucedan a diario en el mundo virtual.

¿Por qué es malo para los niños el exceso de adrenalina?

La adrenalina es una hormona que el cuerpo libera cuando está sometido a estrés. Nos proporciona la energía añadida que necesitamos para hacer frente a una situación estresante. Una de las principales funciones de las hormonas que segregan las glándulas suprarrenales es preparar al cuerpo para que entre instantáneamente en el estado que se conoce como «de lucha o huida». La frecuencia cardíaca y la presión arterial se elevan rápidamente, la sensibilidad se agudiza y la energía es liberada de inmediato para que podamos eludir el peligro que acecha.

En este tipo de situaciones surge un problema, ya que, cada vez que se libera adrenalina el cuerpo libera también cortisol, y este cortisol no nos ayuda de la misma manera que la adrenalina. El cortisol se conoce como «la hormona del estrés» y aumenta la presión arterial y la concentración de azúcar en sangre (glucemia), al tiempo que deprime la actividad del sistema inmunitario. El prolongado estrés diario que, según sospechamos, puede asociarse muy estrechamente al excesivo tiempo de pantalla determina en ocasiones una mayor producción de cortisol. Con el tiempo, las concentraciones aumentadas de cortisol destruyen el músculo y el hueso sano, alteran los procesos digestivos e impiden que el cuerpo produzca otras hormonas esenciales.

El cortisol también tiene efectos sobre el estado de ánimo, aumentando el grado de ansiedad. El hecho de pasar un tiempo excesivo utilizando un dispositivo de pantalla implica, pues, que nuestros hijos están sometiendo a su cuerpo a un ataque químico que repercute en su salud física. Se trata de algo comparable a los efectos del estrés que sufren los trabajadores y ejecutivos sometidos a altos niveles de presión y de exigencia: nuestros hijos también puede sufrir las consecuencias del llamado *burnout*, o síndrome del quemado, más propio de los entornos profesionales de los adultos, pero, en este caso, limitándose a permanecer sentados con un dispositivo digital frente a ellos.

El cortisol es particularmente nocivo para los niños en edad de latencia, cuyo cerebro en desarrollo no está maduro y no se adapta en la medida suficiente a los efectos que provoca. El cerebro de un niño en edad de latencia es aún «plástico» (los especialistas en neurociencia usan este término para definir la capacidad del cerebro de organizarse o reorganizarse a sí mismo a fin de afrontar los cambiantes estímulos a los que se ve sometido). Así pues, mientras en el cerebro se están asentando aún las vías neurales y las pautas de adquisición de capacidades -una de las principales funciones de la latencia- no es en absoluto recomendable sobrecargarlo de cortisol y de estrés, ya que su desarrollo puede verse comprometido. Más allá del eventual daño cerebral, el mantenimiento de concentraciones altas de cortisol se ha relacionado con alteraciones tales como presión arterial elevada, diabetes y desequilibrios hormonales.

¿Qué pueden hacer los padres?

Los padres deben estar atentos a cualquier posible circunstancia en la que un determinado uso de los dispositivos de pantalla o de ciertos juegos dé lugar a respuestas de sobreexcitación intensas, con repercusiones físicas como elevación de la frecuencia cardíaca y la temperatura corporal, sudoración, nerviosismo, gritos, inquietud o respiración acelerada. Todos ellos son signos de aumento de la producción de adrenalina y deben hacer que los padres piensen en el modo de gestionar, o limitar, el uso por parte de sus hijos de este tipo de juegos. Es poco probable que respuestas de esa naturaleza se produzcan viendo la televisión o YouTube, -tal vez con la excepción de algún partido de fútbol o cualquier otro evento deportivo para los pequeños aficionados. Dichas respuestas son, en cambio, muy probables cuando se está jugando a juegos (*online* o no) que impliquen lucha o pérdida de «vidas».

Es importante tener en cuenta que cada niño reacciona de manera diferente a los diferentes juegos, aplicaciones o experiencias *online*. Los padres deben seguir las siguientes pautas:

✪ Observa a tu hijo.

✪ Considera si muestra signos de estar en situación de «lucha o huida». ¿Se muestra agitado/hiperactivo/inquieto?

✪ Presta atención al modo en el que se comporta cuando deja de utilizar dispositivos digitales. ¿Se muestra agresivo o hiperactivo?

Límites seguros

Resulta muy difícil establecer un enfoque de «límite para todos», ya que cada niño, y cada forma de reacción al tiempo de pantalla, son diferentes. Como referencia general, suelo recomendar que los niños que se hallan en el intervalo inferior de la edad de latencia (de 4 a 7 años) no pasen más de 60-90 minutos al día utilizando dispositivos de pantalla activadores (generadores de adrenalina), y que los niños con edades correspondientes al intervalo superior (de 8 a 11 años) no superen los 90-120 minutos. Ello no incluye el tiempo que pasan viendo la televisión, sino solo el de uso de dispositivos digitales. Lo ideal es que ese tiempo se distribuya en dos o tres períodos de media hora, que puede ser una cantidad de tiempo suficiente antes y después del horario escolar.

Los beneficios de hacer una pausa

Es conveniente intentar que los niños no estén conectados *online* durante un tiempo prolongado; es siempre preferible distribuir ese tiempo en intervalos breves. Yo suelo sugerir tiempos de una media hora para los niños en edad de latencia más pequeños y de 45 minutos para los más mayores. La pausa resulta especialmente importante cuando la actividad que realizan con los dispositivos genera liberación de adrenalina, ya que los estados de agitación son siempre perjudiciales para los cuerpos más jóvenes, por lo que en ellos es necesario imponer una limitación. Las pausas regulares en el tiempo de pantalla reducen los efectos físicos potencialmente perjudiciales, incluyendo entre ellos el esfuerzo visual (como para los adultos se recomiendan pausas en el uso del OC en el trabajo).

El mito del «uso consciente»

Algunos expertos sostienen que, en vez de restringir el tiempo de pantalla del niño, los padres deben enseñar a sus hijos a controlar la utilización que hacen de los dispositivos de pantalla desde pequeños, empleando un término que designan como «uso consciente» o «uso responsable». Sin embargo, he de decir que, en general, suelo ser bastante escéptica en lo que se refiere a esta posibilidad. Los dispositivos y las actividades que los niños realizan con ellos son, por su propia naturaleza, intrínsecamente absorbentes. Como ya dije antes, los niños en edad de latencia no tienen las capacidades cognitivas necesarias para ser conscientes de cuánto tiempo dedican al juego digital y para asimilar la noción de que deben desconectarse de él. En consecuencia, creo que a un a niño en edad de latencia le debe resultar realmente difícil captar el concepto de uso consciente, tanto por su edad como por su nivel de desarrollo, así que considero que siempre necesitará a sus padres para que lo apliquen en su lugar. En un estudio se demostró que los niños duermen mejor, tienen un mejor rendimiento escolar y registran otras ventajas en lo que respecta a su estado de salud cuando sus padres limitan la cantidad de tiempo que pasan ante la pantalla de un dispositivo digital[6]. La limitación repercute también en su índice de masa corporal (IMC). Los investigadores observaron que la limitación del tiempo de pantalla hacía que los niños durmieran mejor, lo que reducía en ellos el riesgo de obesidad.

Creo que, a medida que los niños se hacen mayores y adquieren más capacidades cognitivas y una mejor autorregulación, es cada vez más probable que se pueda trabajar con ellos para establecer un programa y concretar ciertos niveles de flexibilidad.

Estudio de caso

Los padres de Sam, un niño de 6 años, acudieron a mi consulta porque se sentían preocupados por el comportamiento de su hijo en casa. Cada vez tenía más rabietas y entraba en crisis por cualquier tontería. Los padres me contaron que casi siempre estaba de mal humor y ante la menor contrariedad se ponía a gritar, a tiras cosas y a llorar. Antes, Sam siempre se había portado bien y le gustaba jugar al aire libre. Tenía una portería en el césped del jardín y le encantaba jugar al fútbol con su padre. Hace poco le regalaron una *tablet* mini por su cumpleaños, con la que le gustaba muchísimo jugar. El niño no tenía problemas en el colegio ni con sus amigos y nadie en la familia se explicaba a qué obedecía ese cambio de comportamiento.

LAS SESIONES

Sam se mostraba reacio a hablar conmigo sobre la forma en la que se comportaba, aunque tanto él como sus padres reconocían que la situación en la casa era de mucha más tensión de lo que era habitual. Al niño le gustaba hablar de su *tablet* y de su juego favorito, Minecraft.

Como punto de partida, les pedí a sus padres que anotaran en un diario los incidentes que se fueran sucediendo y que reflexionaran de antemano sobre lo que estaba pasando. Enseguida se dieron cuenta de que las dificultades se planteaban en momentos determinados, como la hora de la cena, la hora de irse a la cama y la de hacer los deberes, es decir, cuando se aproximaba el momento en el que el niño preveía que sus padres le iban a decir que tenía que dejar de usar su *tablet*.

También constataron que Sam pasaba mucho más tiempo del que pensaban jugando con ella. Cuando les pregunté por primera vez sobre este punto, me respondieron que creían que Sam pasaba aproximadamente una hora y media al día jugando con el dispositivo. Les pedí que empezaran a controlar exactamente el tiempo que el pequeño lo usaba, y se sorprendieron muchísimo cuando se dieron cuenta de que, en realidad, pasaba conectado *online* hasta 4 horas al día. La usaba antes de ir al colegio, en cuanto salía de él y, más tarde, después de cenar y antes de irse a la cama, o incluso más los fines de semana.

A medida que avanzábamos, los padres de Sam se iban dando cuenta de que el niño usaba la *tablet* en vez de hacer otras cosas que antes le gustaban, como hacer construcciones con piezas de Lego o jugar al aire libre. Sus padres siempre tenían que engatusarlo de algún modo para que dejara la *tablet* y se dedicara a otras actividades. Su hogar se había convertido en una especie de campo de batalla, con Sam a menudo encerrado en su cuarto embebido en la pantalla de su dispositivo. Su madre, sobre todo, sentía que el pequeño se estaba distanciando de ella y, en general, de su familia, y percibía un sustancial cambio en el estado de ánimo y el bienestar emocional de su hijo. Estaba claro que Sam pasaba demasiado tiempo con su *tablet*, y que estaba obsesionado con ella, hasta el punto de que la llevaba consigo a todas partes.

LA INTERVENCIÓN

Sam y sus padres establecieron juntos un programa en el que se indicaba el tiempo que el niño podía pasar jugando con la *tablet*, y cuándo podía hacerlo cada día. Eligieron momentos del día que les fueran bien a todos los miembros de la familia; por ejemplo, Sam no debía usar el dispositivo antes de ir al colegio, porque sería algo muy apresurado que podía dar lugar a que se les hiciera tarde a todos. En el programa se determinó que Sam apagara la *tablet* después de media hora de uso, pudiendo utilizarla varias veces en intervalos de media hora a lo largo del día, aunque sin superar los 90 minutos los días de diario y los 120 minutos el fin de semana. Asimismo, sus padres animaron a Sam a que hiciera otras cosas que hacía antes, como jugar con las piezas de Lego o ir al parque a jugar a la pelota con su padre. También se comprometieron a interesarse lo más posible por saber qué era lo que Sam hacía con la *tablet* en cada momento y a comentar las actividades y los juegos que usaba en ella.

EL RESULTADO

Poco a poco, el comportamiento de Sam mejoró. Al principio mostró cierta resistencia y no faltaron las pequeñas rabietas cuando se le decía que apagara la *tablet* una vez transcurrido el tiempo predeterminado. El padre de Sam mostraba cierta tendencia a la condescendencia y a dejar que el niño jugara un poco más de la media hora prescrita. Sin embargo, en una sesión de seguimiento, les insistí a los padres en la necesidad de ser coherentes con la aplicación de las reglas acordadas y, en un par de semanas, Sam terminó por aceptar la nueva rutina.

Tras la disminución del tiempo de pantalla, Sam volvió de forma natural a realizar actividades que antes le gustaban. Sus padres me comentaron que el niño parecía más contento y tranquilo y que las situaciones conflictivas se habían reducido de modo significativo. En último término, sentían que al niño le gustaba saber cuál era la situación y lo que le estaba permitido o no. Este tipo de normas relativas al tiempo de pantalla funcionan con los niños en edad de latencia que responden bien a la imposición de restricciones y que se muestran deseosos de agradar. Para ellos, esas normas suponen un aporte adicional de confianza y se ajustan a ellas, porque les proporcionan una perspectiva clara de qué es lo que se espera de ellos, reduciendo así su ansiedad.

Señales de alarma

El tiempo de pantalla al que los niños están expuestos es excesivo cuando en su comportamiento se observan los siguientes cambios:

❖ Se muestran más reactivos y propensos a los ataques de mal humor.

❖ Están nerviosos, lloran con facilidad y están decaídos o malhumorados.

❖ Tienen frecuentes rabietas, particularmente cuando se les pide que apaguen los dispositivos digitales.

❖ Tienen dificultades para conciliar el sueño y duermen mal, o se van a la cama de sus padres, cuando antes dormían bien solos.

❖ Aumentan las situaciones de conflicto con sus hermanos y discuten por todo.

❖ Responden mal a los padres y muestran una actitud rígida y difícil, con escasa disposición a la cooperación.

❖ Tienen dificultades con sus amigos y discuten o se aíslan de ellos.

❖ Dejan de hacer cosas que antes les gustaban y pasan la mayor parte del tiempo libre conectados *online* o utilizando un dispositivo digital.

❖ Dejan de jugar con juguetes que antes les gustaban, por ejemplo, los bloques de Lego.

❖ Se muestran contrariados y tensos cuando tienen que dejar de usar un dispositivo digital o interrumpir la conexión *online*.

❖ Desean pasar todo su tiempo libre utilizando un dispositivo digital, que es lo primero que piden al despertarse o al regresar del colegio.

Si el tiempo *online* interfiere con el sueño, el rendimiento escolar y las relaciones con los amigos de tu hijo, y afecta a su estado emocional y a su comportamiento, ha llegado el momento de intervenir.

Algunas soluciones

⊃ Por lo que respecta a los estímulos a los que se ve expuesto tu hijo, es conveniente establecer normas para toda la familia y ponerlas por escrito, en términos que sean comprensibles para el niño. Esas normas pueden establecerse para cualquier asunto, como el comportamiento general (no el específicamente referido al uso de dispositivos de pantalla, en relación con la hora de irse a la cama, el tiempo que se dedica a hacer los deberes o a ordenar la habitación, etc.) o el tiempo de pantalla.

⊃ Es recomendable fijar un cronograma en el que se determine con precisión cuándo se pueden usar los dispositivos de pantalla y cuándo no (por ejemplo, no antes del desayuno ni de prepararse para ir al colegio y, por la tarde, no antes de haber hecho las tareas escolares para el día siguiente). Deben regularse los aspectos que mejor se ajusten a cada rutina familiar y, para los niños más pequeños, es posible usar referencias visuales o fotografías que faciliten la comprensión de las indicaciones.

⊃ En el programa pueden fijarse posibles excepciones, siempre que estén claras y no den lugar a confusión. Por ejemplo, puede permitirse que el niño utilice dispositivos digitales durante una hora al día los fines de semana, siempre que no haya otros planes familiares, en cuyo caso, el tiempo de pantalla en esos días debe reducirse.

⊃ Han de determinarse claramente los lugares y situaciones en los que no se pueden usar los dispositivos (no en la mesa durante las comidas y no en el dormitorio). Hay que asegurarse de que estas pautas son seguidas también por los demás miembros de la familia.

⊃ Hay que controlar de manera sistemática el uso del dispositivo por parte del niño, con objeto de verificar que las normas establecidas se cumplen (sospecho que la mayoría de los padres tienden a desentenderse del seguimiento del control en cuanto al uso del tiempo de pantalla por parte de sus hijos).

⊃ Es conveniente intentar intervenir de manera activa en el uso de los dispositivos o de la conexión *online* por parte de los niños. Es importante hablar con ellos de qué es lo que hacen, a lo que juegan o lo que ven cuando están conectados. Si cuando lo están, no se muestran receptivos, puede intentarse más tarde.

⊃ Un recurso útil es la instalación de un temporizador en el dispositivo para que el niño sepa cuándo tiene que dejar de usarlo. Puede usarse un simple temporizador de cocina o una aplicación de medición de tiempo específica descargada en el propio dispositivo.

⊃ Otra posible opción es desconectar la wifi cuando no se quiere que los niños estén conectados *online* (por ejemplo, antes del colegio, a última hora de la tarde, etc.).

Capítulo 4

Problemas físicos causados por el tiempo de pantalla

El innegable vínculo entre obesidad, sueño y mundo digital y cómo asegurarse de que nuestros hijos no sustituyen el deporte y la actividad física por el uso de pantallas

El mundo actual está sufriendo una auténtica epidemia de obesidad y específicamente en el Reino Unido se están registrando tasas récord de obesidad infantil. Según los últimos datos del Prograna Nacional de Medición Infantil, en el que se miden la estatura y el peso de más de 1 millón de niños británicos en edad escolar cada año, un tercio de los niños de entre 10 y 11 años y una quinta parte de los de edad comprendida entre 4 y 5 años padecen sobrepeso u obesidad[1]. Son muchos los profesionales clínicos que están de acuerdo en señalar al uso de dispositivos de pantalla como uno de los factores más destacados que han contribuido a que los niños británicos de nuestra época hayan sido definidos como «la generación menos activa de la historia»[2]. Estas estadísticas dan sin duda que pensar. La mitad de los niños de 7 años no alcanzan el objetivo recomendado de 60 minutos de actividad física al día[3]. Tradicionalmente, la cantidad de actividad física que se realiza tiende a disminuir a medida que envejecemos, por lo que este dato puede reportar importantes implicaciones para la salud de toda una generación de niños que mantiene niveles de actividad tan escasos desde tan temprana edad.

Un extenso estudio constató que uno de cada cinco niños nacidos en los albores del milenio era obeso al cumplir los 11 años. El Estudio de Cohortes del Milenio, que sometió a seguimiento a 13.000 niños nacidos en el Reino Unido reveló también un pronunciado aumento de los casos de obesidad entre los 7 y los 11 años.

¿Cuál es la razón de estas cifras? Para los niños que se encuentran en el intervalo inferior de la edad de latencia (6 años o menos) hay infinidad de oportunidades de zascandilear y de mantenerse activos. La mayoría de los padres llevan a sus hijos a jugar al parque o a centros de ocio infantil donde los pequeños juegan y corretean de un lado a otro de buena gana. A medida que van creciendo empiezan a regular su actividad por sí mismos y a tener mayor capacidad de decisión sobre qué hacer con su tiempo libre. Y este período es también aquel en el que el señuelo de las pantallas digitales empieza a ser más atractivo, lo que hace que sean muchos los que opten por pasar su tiempo libre estáticos frente a una pantalla, en vez de correr y jugar con otros niños.

En el curso de mi trabajo encuentro cada vez más y más niños que presentan alteraciones en los percentiles infantiles de talla y peso y a los que se considera afectados de sobrepeso. No obstante, parece que los problemas en este aspecto empiezan bastante antes de la edad de latencia, siendo una vez más el tiempo de pantalla una de las principales razones de los elevados niveles de inactividad. Un reciente informe, basado en un análisis de datos del gobierno británico, indica que nueve de cada diez niños de 2 o 3 años presentan estilos de vida sedentarios, porque dedican ya a tan temprana edad cada vez más tiempo a los más diversos artilugios digitales[4]. El informe apuntaba que apenas uno de cada diez niños que empiezan a andar es lo suficientemente activo para estar sano en etapas posteriores y solo el 9% de los niños con edades comprendidas entre 2 y 4 años cumplen las directrices impartidas a nivel nacional en el Reino Unido (que recomiendan al menos 3 horas de actividad física diarias). Asimismo, la gran mayoría de los niños en edad preescolar no llegan a realizar ni tan siquiera una hora de ejercicio físico.

Las consecuencias de todo ello son ciertamente inquietantes. Existen infinidad de evidencias de que permanecer sentado durante horas sin casi cambiar de postura es una potencial fuente de todo tipo de problemas de salud en el futuro. El estilo de vida sedentario se asocia a mayor riesgo de obesidad, enfermedad cardiovascular y derrame cerebral. Se relaciona asimismo con tendencia a la depresión y, en niñas, a inicio precoz de la pubertad.

Un reciente estudio también ha vinculado el excesivo tiempo de pantalla a aumento del riesgo de diabetes tipo 2. Los investigadores, que sometieron a seguimiento a 4.000 alumnos de 9 y 10 años, constataron que los que pasaban 3 horas diarias o más frente a una pantalla tenían más peso y acumulaban más grasa corporal que los que se mantenían más activos. Igualmente detectaron «fuertes asociaciones» entre tiempo de pantalla, obesidad y marcadores de riesgo de diabetes tipo 2 (en especial de resistencia a la insulina)[5].

La actividad física es crucial para el desarrollo mental y físico del niño y la inactividad es el peor de los indicadores de salud para nuestros hijos. Los bajos niveles de actividad en niños de corta edad llevan implícito el hecho de que los pequeños no realizan en la medida suficiente algunas de las tareas básicas precisas para un desarrollo saludable en esta etapa (como correr, saltar o lanzar objetos). En consecuencia, se ven expuestos a riesgo de no desarrollar bien las capacidades motoras gruesas, el equilibrio y la coordinación.

El recorrido a lo largo de la latencia es vital para preparar a los niños para la adolescencia y la vida adulta: es el tiempo en el que los pequeños desarrollan las capacidades que les serán necesarias para navegar por las procelosas aguas de las complicadas etapas posteriores de su vida. Esta fase inicial es, además, el período en el que se desarrollan las capacidades sociales y se aprende a manejar las emociones.

Me preocupa mucho que los niños a los que atiendo en la actualidad no hayan desarrollado las capacidades básicas que yo esperaba observar, y salvo excepciones así lo hacía, en niños de su edad hace 5 o 10 años. Muchos colegios piden a los niños de primer año de primaria que vayan vestidos ya con su equipación de educación física los días que tienen esa materia. Ello se debe a que si tienen que cambiarse en el colegio pierden mucho tiempo. Muchos profesores me han indicado, por otra parte, que un notable porcentaje de los alumnos de primero de primaria no saben cambiarse por sí solos y, lógicamente, los docentes no tienen tiempo de ayudar a gran parte de la clase a vestirse y desvestirse para cada clase de educación física. Se trata de un fenómeno relativamente nuevo. Cuando mis hijas, ahora ya mayores, cursaban la enseñanza primaria hace 10 años, nunca oí hablar de nada semejante.

El vínculo entre tiempo de pantalla y obesidad

Aunque ningún médico puede afirmar de modo tajante que el uso de dispositivos digitales *causa* obesidad, la vinculación entre uno y otra es innegable. Un reciente estudio estadounidense desarrollado con más de 10.000 niños de preescolar determinó que los que veían más de una hora de televisión al día tenían una probabilidad mayor en un 52% de tener sobrepeso que la de sus compañeros que veían la televisión menos tiempo. Los niños que pasaban frente al televisor al menos una hora también presentaban una probabilidad superior en un 72% de ser obesos[6]. Los investigadores observaron, asimismo, que cuando los padres limitaban el tiempo de pantalla disminuía el riesgo de obesidad para los niños[7], y que los que mantenían tiempos de pantalla prolongados tenían una probabilidad significativamente superior de tener problemas de adaptación durante la adolescencia[8].

Inactividad y estancias prolongadas en interiores

Creo que uno de los motivos de las elevadas tasas de inactividad es que en nuestra sociedad se está desarrollando una creciente aversión al riesgo. Ello es perfectamente perceptible en nuestra actitud en lo que respecta a la crianza de nuestros hijos y a la idea de mantenerlos siempre «seguros». En los años ochenta y antes, los niños salían a la calle a jugar con sus amigos y volvían a casa solo cuando tenían hambre. La gran mayoría de los padres no podrían ni tan siquiera imaginar algo semejante en la actualidad, debido a su percepción-abducción del riesgo, del «peligro de los extraños», de accidentes de tráfico, y así sucesivamente. En nuestros días está generalizada la idea de que jugar al aire libre no es algo seguro, si no es bajo una rígida supervisión de los adultos. La respuesta a esta percepción del riesgo es que los padres optan en la actualidad por mantener a sus hijos siempre en casa, y en la gran mayoría de los casos en entornos interiores, para poder asegurarse de que se encuentran seguros. Y, de este modo, ese mayor tiempo encerrados se ha traducido en un mayor tiempo dedicado a los dispositivos de pantalla, que les ayudan a mantenerse ocupados.

No deja de resultar irónico. Los padres se sienten seguros por el hecho de que los niños estén en casa para poder tenerlos controlados. Pero, sin embargo, cuando están en casa dedican la mayor parte de su tiempo al uso de sus dispositivos digitales, la mayoría de las veces con una supervisión parental ciertamente limitada. Cabe objetar, pues, que al mismo tiempo que aumenta el tiempo de pantalla aumenta también el control parental, en mucha mayor medida que cuando a los niños se les permitía jugar tranquilamente al aire libre. El resultado de todo ello es que, en el actual estado de cosas, los niños pueden estar expuestos a un mayor riesgo de perjuicio, tanto físico como social, si continúa aumentando el tiempo que dedican al uso de los dispositivos digitales.

La importancia de dejar que los niños se aburran

Los niños necesitan aburrirse. La capacidad de autoocupación es un elemento realmente importante para un niño en edad de latencia. Desgraciadamente, las modernas pautas de crianza de los niños tienden a no permitir que se aburran. Cuando yo estaba creciendo, en los años setenta y ochenta, los padres tenían menos tendencia a la sobreprotección. Se dejaba que los niños buscaran sus propios medios de entretenimiento. Desde luego, yo no recuerdo que mis padres me dieran nunca cosas ni me proporcionaran medios para que me entretuviera. Era asunto mío encontrar cosas que hacer y saber cómo eludir los problemas, y ello solía ir emparejado a salir con un grupo de amigos. Desde entonces, se ha producido un notable cambio generacional; la crianza de los hijos es hoy un proceso mucho más activo. Los padres se implican más y se esfuerzan por hacer más cosas con sus hijos.

A ciertos niveles, se trata de algo muy positivo, en tanto que nos aporta un conocimiento más directo de las necesidades de nuestros hijos. Sin embargo, me inquieta el hecho de que los padres de hoy se estén convirtiendo en lo que se ha dado en llamar «padres helicóptero», que sobrevuelan constantemente la vida de sus hijos, intentando asegurarse de que son felices y se sienten estimulados en todo momento. Los padres deben asimilar la idea de que sus hijos pueden sentirse aburridos. Pero, ¿qué es lo que hacen muchos padres cuando sus hijos les dicen que están aburridos? De inmediato proponen el uso de algún dispositivo de pantalla. Y, sin embargo, un dispositivo digital no es el antídoto contra el aburrimiento. Se trata de un recurso que simplemente distrae al pequeño de su aburrimiento. Un niño en edad de latencia necesita aburrirse, porque a partir de ese aburrimiento puede desarrollar sus capacidades de resolución de problemas, su creatividad y sus destrezas de juego e interacción social. El aburrimiento también le enseña a utilizar sus propios recursos sin tener que pedir ayuda a los demás. Una parte realmente importante de la latencia es el aprendizaje de la consecución de las propias soluciones a las diferentes situaciones. Un niño en edad de latencia debe ser capaz de jugar solo en la misma casa en la que convive con sus padres. Si no es así, ello indica que no ha desarrollado las suficientes habilidades de juego imaginativo y creativo para mantenerse ocupado. Y el medio para lograr estos objetivos no es más que uno: el aburrimiento.

Conseguir un tiempo de pantalla más activo

Un modo de contrarrestar el hecho de que la mayoría del tiempo de pantalla es inactivo consiste en animar a los niños a jugar a juegos de ordenador que lleven implícita la realización de ejercicio físico. En la actualidad pueden encontrarse en el mercado consolas que favorecen la actividad física, como la Wii de Nintendo, y juegos como el Pokémon Go que hace que los jugadores paseen por diferentes entornos, pero siempre en exteriores, «cazando» Pokémons. También hay juegos de baile, como Just Dance o Dance Central. Aunque aún están pendientes de regulación, cuando se juega a videojuegos activos se realiza un ejercicio de intensidad similar al que se hace al caminar, saltar o correr a niveles moderados[9]. Los investigadores también han observado que los videojuegos activos generan una leve reducción del IMC en comparación con los sedentarios, que lo hacen aumentar[10].

Tiempo de pantalla y sueño

Otro importante vínculo es el existente entre tiempo de pantalla y sueño. El número de horas que duermen los niños es cada vez menor[11], y el tiempo que pasan frente a los dispositivos digitales parece desempeñar un importante papel en ello. Hay estudios que demuestran que el excesivo uso de esos dispositivos hace que los niños se duerman más tarde y, en consecuencia, que reduzcan su tiempo de sueño[12].

Hasta un 89% de los niños juegan con su *tablet* o con cualquier otro dispositivo de pantalla antes de irse a dormir, y el 92% de los padres admiten que les preocupa que sus hijos lo hagan[13]. El tiempo de pantalla no solo afecta al número de horas que el niño duerme, sino que también parece tener un efecto negativo en la calidad del sueño. En un estudio se determinó que los adolescentes que juegan a un juego de ordenador que les genera excitación nerviosa tienen fases de sueño REM (sueño de movimientos oculares rápidos, por sus siglas en inglés), las fases de sueño más profundo, significativamente más cortas[14]. El sueño REM se produce a intervalos durante la noche. Se caracteriza por movimientos rápidos de los ojos, sueños más vívidos y pulso y frecuencia respiratoria acelerados. Durante el sueño REM el cerebro y el cuerpo se recargan de energía: se cree que esta fase del sueño se relaciona con el proceso de almacenamiento de recuerdos, el aprendizaje y el equilibrio del estado de ánimo, aunque su mecanismo exacto no se conoce totalmente. En el sueño se distinguen cinco etapas. Durante la noche, progresamos de la etapa uno a la cinco, que correspondería al sueño REM. Se ha demostrado que la falta de sueño REM deteriora la capacidad de aprendizaje de tareas complejas, y se ha relacionado también con problemas de memoria a largo plazo y de peso y con migrañas. El sueño REM es especialmente importante en la primera infancia, cuando el cerebro experimenta un rápido desarrollo, y esta fase ocupa un notable porcentaje de las horas de sueño en lactantes y niños; se calcula que la media de sueño REM en adultos es del orden del 20-25% del total de tiempo de sueño, mientras que en recién nacidos es de alrededor del 80%.

La luz es el más potente estímulo para modificar o reajustar el reloj corporal. Los niveles bajos de luz natural le indican a nuestro organismo que libere melatonina, la hormona inductora del sueño. La luz de los dispositivos digitales tiene una concentración de luz azul superior a la luz natural, y esa luz azul afecta a los niveles de liberación de melatonina más que cualquier otra longitud de onda lumínica. Durante el día nuestra concentración de melatonina es en general baja. El cuerpo tiende a liberar melatonina durante unas horas antes de la hora de dormir y la secreción de la hormona alcanza su máximo en mitad de la noche.

El sueño de buena calidad es importante para la salud, el bienestar emocional y la capacidad de aprendizaje. El hecho de que el tiempo de pantalla condicione la obtención de un sueño de buena calidad suficiente puede dar lugar a que se sienta somnolencia durante el día, con las consiguientes repercusiones, en el caso de los niños, en el rendimiento escolar. Los resultados de un estudio muestran el modo en el que la tecnología puede afectar a la memoria y al aprendizaje[15]. Diez niños en edad escolar, con un promedio de edad de 13,5 años, jugaron a un juego de ordenador durante 60 minutos un día de la semana a última hora, vieron la televisión durante el mismo tiempo otra noche antes de acostarse y omitieron el uso de cualquier dispositivo, digital o televisivo, una tercera noche. Esa, por así decir, «hora tecnológica» se producía unas 2 o 3 horas antes de que los niños se fueran a la cama, y después de haber hecho los deberes, lo que requería de ellos retención de información. Se procedió a valorar qué era lo que habían aprendido después de haber hecho sus tareas escolares y, también, 24 horas más tarde. El juego de ordenador dio lugar a alteración de los patrones del sueño (incluyendo un retraso de 20 minutos en lograr conciliar el sueño) y redujo también la capacidad para recordar los conceptos que se suponía que tenían que haber aprendido. La hora viendo la televisión no tuvo el mismo efecto. Los investigadores indicaron que la reducción de la memoria verbal podía producirse durante el uso del videojuego y/o como consecuencia de la alteración del sueño, ya que el sueño ayuda a consolidar la memoria. Ello resulta más alarmante por el hecho de que los resultados se basan en el uso de 1 hora de tecnología por noche (muchos niños pasan bastantes más) y, además, varias horas antes de irse a la cama, por lo que, en teoría, no debería afectar al sueño nocturno.

Tiempo de pantalla y hora de acostarse

Creo que lo más adecuado es que los niños en edad de latencia no tengan dispositivos digitales en su dormitorio. Como dice el refrán, «Ojos que no ven, corazón que no siente» y, por lo demás, así los padres no están obligados a supervisar y controlar el uso que sus hijos hacen de ellos, particularmente antes de irse a la cama y después de apagar la luz. La mayor parte del tiempo de pantalla es visualmente estimulante y excitante. Como se indicaba en el capítulo 3, puede dar lugar a liberación de adrenalina e hiperestimular el sistema nervioso.

El uso de un dispositivo de pantalla antes de irse a la cama impide que el niño desconecte y se relaje. Es evidente que resulta difícil conciliar el sueño cuando se está estimulando el cerebro y, a continuación, se pretende desconectar de inmediato para dormir. En general, recomiendo apagar los dispositivos digitales al menos media hora antes de irse a la cama o, incluso, una hora antes si se trata de niños pequeños.

Buenos hábitos de sueño para los niños en edad de latencia

Los niños de 4 o 5 años suelen necesitar entre 10 y 13 horas de sueño por noche, mientras que a los de edades comprendidas entre 6 y 11 años les basta con entre 9 y 11 horas. He aquí algunos consejos para favorecer los buenos hábitos de sueño en los niños.

✪ Intenta que los niños se vayan a la cama a la misma hora todas las noches y se despierten también a la misma hora, incluso los fines de semana. Los pequeños duermen mejor cuando tienen un horario de sueño regular. Acostarse tarde los fines de semana y levantarse tarde para compensar puede provocar una alteración de las pautas del sueño del niño que, en ocasiones, se prolonga durante varios días. Mantener una rutina en este aspecto equivale a ajustar el reloj biológico del pequeño.

✪ Es conveniente que los niños usen la cama solo para dormir. Estar tumbado en ella durante el día y desarrollar otras actividades, como ver la televisión, comer o jugar con la *tablet*, hace más difícil que el cerebro asocie la cama al sueño.

✪ Es importante asegurarse de que, cuando el niño se acueste, el dormitorio esté a oscuras y sea silencioso y cómodo, y que la temperatura en él no sea demasiado calurosa o demasiado fría. Asimismo debe comprobarse que no haya elementos de distracción o juguetes al alcance de la mano desde la cama.

✪ Los despertadores sirven para lo que su nombre indica. Si los niños están pendientes del reloj cuando intentan conciliar el sueño, es preferible retirarlos de la habitación o colocarlos lejos de su alcance.

✪ Procura establecer una rutina antes de que el niño se acueste, con una sucesión de hechos predecibles y sistemáticos, como lavarse los dientes, darse un baño o una ducha, ponerse el pijama o leer un cuento.

✪ Antes de dormir, las actividades que el niño realice deben ser tranquilas y relajantes, por ejemplo, leer un libro o escuchar algo de música. En cualquier caso deben evitarse las actividades que produzcan estimulación, como las relacionadas con el tiempo de pantalla (televisión y dispositivos *online*) o el ejercicio físico.

✪ Es importante que el niño haya realizado la suficiente actividad física a lo largo del día. El ejercicio ayuda a que los niños se sientan llenos de energía y más despiertos durante el día y contribuye a evitar los estados de adormilamiento por la tarde y a conciliar el sueño por la noche.

Estudio de caso

En principio, la madre de Bella, una niña de 5 años, solicitó mi ayuda para tratar al hermano mayor de la pequeña, ya que el niño presentaba cierto grado de discapacidad. Mientras estaba trabajando con la familia, la madre comentó que le preocupaba su hija, ya que cada vez se mostraba más inactiva y estaba ganando algo de peso. Dado que su hijo necesitaba una considerable ayuda adicional, sobre todo por las tardes, y que la madre era divorciada y vivía sola con sus hijos, le había comprado a la niña una consola y una *tablet* para que estuviera entretenida. Bella las tenía las dos en su cuarto. En los últimos meses sus profesores le habían venido comentando a la madre que la niña se mostraba reacia a salir al patio en los recreos y que jugaba poco con sus compañeros, y en el examen físico que se hacía en el colegio le habían detectado algo de sobrepeso. Además, solía padecer dolores de cabeza con frecuencia.

LAS SESIONES

Aunque la madre de Bella estaba preocupada por su hija, no había pensado en la posible relación de sus problemas con el tiempo de pantalla. A medida que le hablaba de los inconvenientes de los dispositivos digitales, se iba dando cuenta de la cantidad de tiempo que Bella les dedicaba cada día, en particular cuando se aproximaba la hora de acostarse. Le indiqué que el prolongado tiempo que Bella pasaba conectada *online* podía causarle cansancio ocular, lo que era uno de los probables motivos de sus dolores de cabeza. Cuando le pregunté por las pautas de sueño de la niña, me respondió que tenía problemas para conciliar el sueño y que se despertaba a menudo durante la noche. A veces se levantaba y caminaba por su habitación y le costaba mucho volverse a dormir. Como consecuencia de ello, por las mañanas le era muy difícil ponerse en marcha y sus profesores le habían comentado a su madre que Bella mostraba a menudo cansancio en clase. Debido a que experimentaba ese cansancio de manera recurrente, su tiempo de pantalla estaba afectando a su capacidad de aprendizaje y a sus relaciones sociales, ya que estaba casi siempre de mal humor y discutía continuamente con sus compañeros. Asimismo, su aumento de peso empezaba a ser un problema. Al haber ganado peso, la niña no quería salir de casa y, después del colegio, solía tumbarse en el sofá y comer galletas y otros alimentos dulces para recobrar energías y combatir su cansancio.

LA INTERVENCIÓN

Como primera medida, le dije a la madre de Bella que sacara todos los dispositivos digitales del cuarto de la niña. Se le permitiría seguir utilizándolos, aunque debería apagarlos al menos una hora antes de irse a la cama. A continuación trabajamos en el establecimiento de una rutina para la hora de acostarse, como la que la niña tenía cuando era más pequeña. Recurrimos a una cuidadora que ayudara a la madre con su hermano, de modo que ella dispusiera de algo más de tiempo para dedicárselo a Bella. Así su madre pudo empezar a ayudarla cuando se bañaba y se ponía el pijama y, a continuación, podía quedarse en su cuarto, leyéndole un cuento o comentando cómo había pasado el día.

EL RESULTADO

Tras unas semanas de aplicación de la rutina para la hora de acostarse, y sin tiempo de pantalla inmediatamente antes de irse a la cama, Bella empezó a dormirse mucho antes, lo que contribuyó a reducir su cansancio durante el día. Sin embargo, continuaba despertándose durante la noche y teniendo dificultades para volverse a dormir. Le indiqué a la madre que debía ser constante y llevar a la niña de nuevo a la cama cada vez que se levantara, hasta que Bella aprendiera a reajustar su mecanismo de sueño.

Al mejorar su sueño, tanto Bella como su madre recuperaron energías. Además, al comprobar que podía resolver poco a poco los problemas de su hija, la madre comenzó a sentirse menos agobiada, por lo que mejoraron su autoconfianza y su motivación para abordar los problemas y mejorar la coordinación y la gestión general de su casa. Ahora se sentía capaz de mostrarse más firme en cuanto a la limitación del uso de la consola y la *tablet*, pasando de las aproximadamente 3 horas diarias en las que las utilizaba antes a un tiempo de uso de 1 hora, bastante más razonable. En el discurrir positivo de los acontecimientos también influyó la mejora de su relación con su hija, ya que pasaban más tiempo juntas por las noches. Cuando la madre de Bella aceptó la ayuda externa para su hijo, pudo encontrar tiempo suficiente para ir al parque o jugar con Bella después del colegio, o para ir a buscarla después de clase e ir con ella de compras. Por otra parte, en el largo plazo, Bella acabó por sentirse en mejor forma física y con más fuerzas. Al disminuir el tiempo de pantalla mejoraron igualmente las cefaleas y las pautas de sueño.

Señales de alarma

❖ Tu hijo se muestra reacio a salir y a realizar cualquier tipo de actividad física, como montar en bicicleta, correr, caminar o participar en deportes de equipo.

❖ El niño o niña gana peso de manera apreciable y respira con dificultad al menor esfuerzo.

❖ Pierde confianza en su capacidad física.

❖ No es capaz de hacer las mismas cosas que sus compañeros y amigos (por ejemplo, montar en bicicleta o patinar con patinete o con patines de ruedas). Ese punto debe investigarse atentamente.

❖ Tiene dificultades para conciliar el sueño y le cuesta mucho despertarse por la mañana.

❖ Parece experimentar un cansancio constante.

❖ Es fácil que se quede dormido cuando está usando un dispositivo digital.

Algunas soluciones

⊃ Es importante determinar cuánto tiempo al día pasan nuestros hijos sentados, sin moverse o inactivos, y anotar el que pasan frente a la pantalla de un dispositivo digital. Resalta con color los resultados para que sea más fácil visualizarlos. Los resultados de esta anotación a menudo suponen un auténtico *shock* para los padres.

⊃ Deja que tu hijo se aburra. Dile que si en 15 minutos continúa aburrido vaya contigo y te lo diga. Lo más probable es que la mayor parte de los niños encuentren algo que hacer en esos 15 minutos. No hay que recurrir automáticamente a los dispositivos digitales como primer medio de matar el aburrimiento.

⊃ Establece la actividad física como una prioridad familiar.

⊃ Considera la actividad como algo obligatorio, no opcional.

⊃ Busca formas de fomentar la actividad física de tus hijos (que repercutirán en una disminución del tiempo de pantalla). Por ejemplo, si, cuando es posible, llevas a los niños al colegio andando en vez de en coche ello reducirá el tiempo de pantalla a primera hora de la mañana.

⊃ Anima a tus hijos a que se inscriban en clubes deportivos y a que practiquen deportes de equipo.

⊃ Establece un «tiempo para dormir», en el que todos los dispositivos digitales deberán apagarse y dejarse cargando o guardados en una habitación que no sea el dormitorio de los niños (lo ideal sería que también se apagaran los dispositivos de los padres).

⊃ Asegúrate de que tus hijos tienen una rutina adecuada antes de irse a la cama (que no incluya tiempo de pantalla) para relajarse: por ejemplo, tomando un baño o una ducha o escuchando o leyendo un cuento.

⊃ No dejes que los niños tengan dispositivos digitales en su dormitorio durante la noche.

Capítulo 5

Adicción

Cómo conseguir que los niños dejen de obsesionarse con el tiempo de pantalla o cómo quitarles los dispositivos digitales cuando la situación está fuera de control

B en, de 8 años, había permanecido sentado o más bien, despatarrado en una silla, taciturno y sin querer entablar ningún tipo de conversación conmigo durante la mayor parte de la sesión que mantuve con él, hasta que mencioné el Minecraft, un juego digital al que, según me había contado su madre, le encantaba jugar. Fue como si le hubieran apretado un interruptor: el niño, hasta entonces ausente, revivió de improviso. Sus ojos se iluminaron y empezó a caminar de un lado a otro de la habitación mientras me explicaba animadamente los detalle de su última construcción en el juego, cómo había hecho explotar a un zombi con TNT y cómo había conseguido descubrir una extraña poción. Su madre lo miraba preocupada mientras él continuaba hablándome del juego que, evidentemente, era su prioridad absoluta. Más tarde su madre me dijo:

> Es de lo único de lo que habla. Lo único que quiere hacer es jugar al Minecraft, y cuanto más tiempo le dejo para que juegue, más pide. Nunca tiene suficiente y por eso tenemos continuas broncas.

> Se lleva a escondidas la *tablet* a su cuarto para jugar por la noche, por lo que está siempre agotado, y cuando no está jugando, está viendo vídeos en YouTube de otras personas que juegan al mismo juego. Incluso sueña con él: a veces le oigo hablar entre sueños sobre el juego.

Debería estar jugando al fútbol con sus amigos, como hacía antes, pero ya no le interesa nada que no sea ese juego. Tengo miedo de que se esté convirtiendo en un adicto.

¿Está la madre de Ben en lo cierto? ¿Puede un niño en edad de latencia convertirse realmente en un adicto al tiempo de pantalla? Entre los profesionales es constante el debate sobre si el trastorno por uso de Internet (TUI) o el trastorno de adicción a Internet (TAI) corresponden en realidad a síndromes clínicamente reconocidos. En mayo de 2013, el trastorno por uso de Internet se incorporó por primera vez al *Manual diagnóstico y estadístico de los trastornos mentales* (conocido por sus siglas inglesas, DSM), publicado por la American Psychiatric Association, como entidad clínica que requiere «ulterior estudio». La publicación es el manual de referencia que los psiquiatras de todo el mundo emplean para identificar un trastorno o alteración de la salud mental.

La adicción a Internet es un fenómeno unánimemente reconocido. De hecho, en Estados Unidos proliferan cada vez más los centros de rehabilitación para jóvenes que padecen TUI y son también numerosos los campos de entrenamiento en China, donde se estima que alrededor del 30% de los adolescentes son clasificados como adictos a Internet; en ambos casos, tales centros están diseñados para deshabituar a los jóvenes adictos del uso de sus dispositivos de pantalla. Taiwán y Corea del Sur han reconocido igualmente la existencia de situaciones de crisis debidas al TAI.

En el Reino Unido la adicción a Internet aún no está oficialmente reconocida, si bien, cuando se cumplen los criterios de juego patológico (entendido este como «problemático» o «dañino») aplicados a jugadores adolescentes, los investigadores han hallado que uno de cada cinco puede considerarse adictos[1].

Se trate o no de una adicción, es evidente que no es nada bueno para un niño en edad de latencia, como Ben, mostrar tal nivel de dependencia del tiempo de pantalla. Y, desde luego, no es el único caso. He tratado con multitud de padres que están desesperadamente preocupados ante la posibilidad de que su hijo se haya convertido en adicto al uso de su dispositivo electrónico.

¿Por qué los niños en edad de latencia son particularmente vulnerables a convertirse en adictos al uso de dispositivos de pantalla?

Las pantallas son tan adictivas para los niños de esta edad porque se ajustan a su necesidad de control y de orden, que forma parte intrínseca del desarrollo del perfil de latencia. Muchos niños comprendidos en este intervalo de edades tienen algún tipo de obsesión. Cuando se interesan por algo, ya sean cromos de Match Attax, pulseras de gomas, cartas de Pokémon o Shopkins, realmente se entregan por completo a ellos. Ansían coleccionar todos los cromos o todas las cartas y completar las colecciones de pegatinas o de juguetes. Por consiguiente, cuando se trata de juegos digitales, como Minecraft o Pokémon Go, para un niño en edad de latencia el desarrollo de la obsesión es con frecuencia muy rápido. El mayor peligro en relación con el uso de dispositivos de pantalla es que se trata de medios que están permanentemente disponibles. Los niños no necesitan esperar para ir a la tienda después del colegio una vez a la semana ni invertir sus ahorros semanales en la compra de los cromos, las cartas, las pegatinas o las colecciones de pequeños juguetes. Es algo inmediato y que está en todos nuestros hogares y, precisamente por ello es fácil que se convierta en un serio problema.

Los juegos de ordenador y las aplicaciones digitales alimentan este elemento obsesivo. Están diseñados para «enganchar» al usuario y, en muchos casos, no tienen fin. Se trata de mecanismos regidos en buena medida por estímulos de recompensa: en ellos es necesario completar diferentes niveles o tareas para obtener premios o iconos de recompensa virtuales. Incluso las aplicaciones educativas tienen un elemento lúdico y están proyectadas de la manera más estimulante que sea posible para atraer de inmediato la atención del niño que las utiliza.

Por qué es tan adictivo el uso de dispositivos con pantalla

Los científicos han constatado que el uso de videojuegos hace que el cerebro libere dopamina, una de las denominadas «hormonas del placer», que estimula el sistema de recompensa del cerebro. Un reciente estudio ha concluido que la utilización de videojuegos implica una liberación de dopamina similar a la de ciertos fármacos usados como drogas, como las anfetaminas y el metilfenidato[2]. De hecho, los especialistas en neurociencia han comparado el atractivo de las pantallas con el de las drogas para los drogadictos. En diversas investigaciones se ha demostrado que, cuando las personas que juegan a videojuegos con regularidad ven imágenes de su juego favorito, su cerebro responde de la misma forma que la que manifiesta el cerebro de un toxicómano ante cualquier indicio que le recuerde la droga a la que son adictos[3]. Este efecto adictivo ha llevado al doctor Peter Whybrow, director del departamento de neurociencia de la Universidad de California en Los Ángeles (UCLA), a definir los dispositivos de pantalla como «cocaína electrónica»[4]. Mi gran preocupación en este caso es que la exposición de niños de corta edad a un tiempo de pantalla que da lugar a una liberación constante de dopamina supone que, con el tiempo, no conseguirán experimentar el mismo nivel de disfrute ni el mismo grado de descarga de dopamina, por lo que requerirán siempre más y más para obtener el mismo efecto, estableciéndose un círculo vicioso.

A los neurobiólogos también les inquieta el potencial efecto del tiempo de pantalla sobre el cerebro. Ciertos investigadores han observado que la adicción a Internet a largo plazo (identificada por el uso excesivo de la red) puede en realidad reprogramar el modo en el que el cerebro funciona[5], lo que, ciertamente, no es lo que deseamos para los cerebros en desarrollo de nuestros hijos.

Los estudios demuestran que la adicción a Internet se asocia a cambios estructurales y funcionales en las regiones cerebrales implicadas en el procesado de las emociones, la atención ejecutiva, la toma de decisiones y el control cognitivo[6]. Los niveles de uso de Internet altos o excesivos afectan a la forma en la que el cerebro percibe las emociones, focaliza y mantiene la atención y la concentración, elabora la información para tomar decisiones y maneja en el plano global la forma de pensar. Los cerebros de los niños, aún en desarrollo pueden sin duda resultar afectados muy negativamente por el exceso de uso de los dispositivos digitales a lo largo de su infancia.

¿Adicción u obsesión?

No creo que la gran mayoría de los niños en edad de latencia se enfrenten en verdad a problemas de adicción. Según mi experiencia, el problema se relaciona más con la obsesión que con lo que se podría considerar una adicción, en el sentido clínico del término. En la actualidad sabemos que los mecanismos que sustentan las adicciones se relacionan con el hábito, la conducta y las asociaciones. Los alcohólicos afirman que experimentan una sensación de liberación cuando oyen el sonido de una botella de vino o de una lata de cerveza al abrirse, incluso antes de haber probado una sola gota de alcohol. En eso consisten las asociaciones. Las personas que desean dejar de fumar tienen más éxito en su propósito cuando dejan de ir a los lugares en los que habitualmente fuman y de frecuentar la compañía de otros fumadores. Les resulta difícil estar en entornos asociados al hecho de fumar, ya que estos desencadenan todos los síntomas físicos de deseo ansioso de un cigarrillo, si bien el proceso obedece a mecanismos psicológicos, no físicos.

Un argumento ciertamente convincente en este contexto es que la adicción no obedece a estímulos estrictamente químicos; es en buena medida psicológica y es inducida por el entorno. Ello se demostró en el experimento conocido como del «parque de ratas», en el que ratas de laboratorio se dispusieron en una jaula grande con alimento, objetos con los que entretenerse y muchas otras ratas con las que interactuar, mientras que otras ratas se mantuvieron confinadas en soledad en jaulas pequeñas. En el experimento las ratas podían elegir entre beber de un dispensador de agua del grifo o de uno que contenía una solución de morfina. Los investigadores observaron que las ratas que estaban aisladas en las jaulas pequeñas bebían dosis mucho mayores de la solución de morfina, hasta 19 veces más que las ratas del «parque», en uno de los experimentos. Las ratas del parque sistemáticamente se resistían a beber el agua con morfina y preferían el agua pura. Incluso las ratas de las jaulas pequeñas que bebieron agua con morfina durante 57 días, pasaban a beber agua corriente cuando eran trasladadas al parque, sometiéndose por sí solas a una abstinencia voluntaria. Ninguna de las ratas que estaban en el parque experimentó algo similar a una adicción. Basándose en los resultados de este estudio, los investigadores concluyeron que los factores que contribuyen al desarrollo de una adicción en una persona se centran básicamente en su entorno.

El experimento del parque de ratas revela claramente la importancia de ese entorno. Hoy día nos encontramos en una sociedad en las que predomina la vida en aislamiento. Si cada miembro de la familia está siempre absorbido por un dispositivo digital, el niño en edad de latencia tenderá a copiar su comportamiento, acentuando su propio aislamiento. Es notorio que las personas que viven vidas enriquecedoras, gratificantes y plenas tienen menores probabilidades de desarrollar conductas adictivas u obsesivas. Algunos niños quedan atrapados en un círculo vicioso en lo que respecta al tiempo de pantalla. No es ese tiempo lo que les hace sentirse deprimidos, sino que cuando se sienten deprimidos tienden a aumentarlo, como vía de escape. Cuanto más desconectados se sienten los niños de su familia y de la sociedad, más se concentran en sus dispositivos electrónicos, hasta que el mundo digital comienza a ocupar cada vez más y más tiempo para ellos. Es sin duda la vía más rápida para entrar en un ciclo de comportamiento obsesivo.

Cómo vencer la obsesión

Nos guste o no, el tiempo de pantalla se ha convertido en nuestros tiempos en parte de nuestra vida. Pero hemos de asegurarnos de que no toma el control de la vida de nuestros hijos. Los problemas empiezan cuando ese tiempo reemplaza a las interacciones con otras personas y con la vida real. Así pues, cuando notes que tu hijo presenta una elevada dependencia de uno de esos dispositivos, ello implica que está menos conectado contigo. Durante la latencia ello se convierte en un verdadero problema, en tanto que el tiempo *online* no puede en ningún caso sustituir a la interacción con la vida real. Cuando se percibe que el control del tiempo que un niño dedica al uso de un dispositivo de pantalla se ha ido de las manos, siempre aconsejo a los padres que contemplen la posibilidad de quitárselo durante algún tiempo, para ir reintroduciendo su utilización poco a poco, a fin de evitar que las mismas dificultades vuelvan a presentarse.

Es posible: 1) retirar por completo el uso del dispositivo y aguantar las protestas y rabietas, y la tensión que ello supone, reintroduciéndolo poco a poco de manera programada, o 2) reducir de manera significativa el tiempo de pantalla y, si eso no funciona, interrumpir su utilización del todo.

No creo en ningún caso que la prohibición permanente del uso de medios digitales, sea posible entre otras cosas, porque buena parte del trabajo escolar se realiza con ellos y, en cualquier caso, los niños harán uso de tales dispositivos a lo largo de sus vidas, pero lo que sí es importante es que aprendan a mantener una relación saludable con ellos. Prohibir el uso de los dispositivos de pantalla no resuelve en ningún caso el problema de fondo. Lo que los padres han de intentar es, en primer lugar, comprender los motivos por los que sus hijos están obsesionados y, en segunda instancia, pensar en lo que van a hacer.

A cada cual le corresponde decidir qué enfoque es el que mejor se adapta a cada situación y llevar a buen término la decisión asumida.

Siempre les digo a los padres que me consultan que no existe una «solución mágica» que se adapte a todos los casos. La solución depende en cada caso de cómo sea el niño y de cuál sea el problema. Si, por ejemplo, tienes un hijo de 6 años que está obsesionado con su PlayStation, y consideras que es aún demasiado pequeño para manejarla, lo único que hay que hacer es retirarla de la circulación 6 meses o hasta que creas que el niño es lo suficientemente maduro para jugar con ella sin obsesionarse. Si, en cambio, tu hijo tiene 10 años y muestra síntomas de obsesión por el uso de su *tablet*, que por lo demás emplea también en sus trabajos escolares, no resulta práctico quitársela de manera permanente, por lo que será necesario contemplar otras posibles alternativas.

Pasar el «mono»

Cuando la obsesión de un niño por el tiempo de pantalla es grave y los padres han perdido el control sobre ella, a menudo la mejor opción es quitarle todos los medios digitales a su alcance. Siempre que les planteo esta posibilidad a los padres me suelen mirar horrorizados, Se muestran verdaderamente aterrorizados por lo que puede pasar y cómo va a reaccionar su hijo y, a menudo, ponen todo tipo de objeciones, sin explicarse por qué tienen que aceptar eso.

La prohibición de los dispositivos de pantalla requiere fuerza y resolución. Es muy probable que el niño tenga rabietas y se enfurezca pero, si nos atenemos a la decisión tomada, todo acabará por pasar. No debe sentirse temor por apagar la conexión wifi y por guardar los cargadores o las fuentes de alimentación, si es necesario. Lo importante es mantenerse firme y coherente, y no ceder a la súplicas o los gimoteos. En general, la habituación o el patrón de conducta anómalo suele remitir en un plazo de unos 5 días, por lo que la reacción «violenta» o, en cualquier caso, negativa, no durará siempre.

El tiempo durante el cual ha de mantenerse la prohibición del tiempo de pantalla es, de nuevo, una decisión individual, basada en las características de cada niño y en el alcance del problema. Creo que, para que el niño se adapte a una vida sin dispositivos electrónicos y comience a participar en nuevas actividades y a tener nuevos intereses, o bien a recuperar antiguas aficiones, son necesarias al menos una o dos semanas, trascurridas las cuales será posible reintroducir de modo gradual el tiempo de pantalla, con estrictas normas y limitaciones, a fin de que no vuelva a generarse la obsesión. Los padres deben estar muy pendientes del niño en todo momento, extremando la vigilancia para que el problema no vuelva a rebrotar.

Cómo manejar las reacciones violentas

Son muchos los padres a los que les preocupa la reacción de su hijo o hija si se le reduce el tiempo de pantalla o se le quitan los correspondientes dispositivos. En esta situación siempre empleo la analogía de una tormenta. Cuando un huracán azota tu casa no sales a enfrentarte a él, sino que cierras las ventanas y las contraventanas y esperas a que pase y a que vuelva a salir el sol. A continuación piensas en cómo protegerte la próxima vez que haya otra gran tormenta. Del mismo modo, cuando tu hijo grita y patalea porque quiere jugar con su dispositivo digital, debes aprender a capear el temporal, sin alimentarlo y sin hacer que sea más intenso. Sigue adelante; no busques soluciones de compromiso ni intentes negociar, porque eso no haría más que añadir nuevas dificultades. Si ya le has dado al niño al principio una explicación de los motivos por los cuales le has retirado temporalmente su dispositivo o has reducido su tiempo de uso, no es necesario volver sobre el tema una y otra vez. Lo más probable es que sepa perfectamente por qué lo has hecho. No protesta porque no comprenda la situación, sino porque no le gusta, y ese hecho no lo va a resolver una explicación más detallada.

Muchos padres temen las consecuencias de los berrinches y rabietas de sus hijos. Les preocupa que puedan hacerse daño a sí mismos o que dañen las cosas que hay a su alrededor. Sin embargo, esta percepción es algo que conviene contemplar con cierto distanciamiento. El daño que puede provocar, ya sea a sí mismo o a lo que le rodea, un niño en edad de latencia es siempre limitado. Cuando grita, berrea y bate ruidosamente las puertas lo más que puede producir, a sí mismo y a los demás, es generalmente un simple dolor de cabeza, y el más mínimo tiempo que se dedique a prestarle atención le sirve para tener una reacción. Por tanto, es vital ignorar las protestas de los pequeños, salvo que realmente se perciba algún peligro cierto, en cuyo caso se ha de proceder en consecuencia con la mayor rapidez, a fin de atajarlo convenientemente.

Hay un montón de padres que tienen miedo de actuar así y para los que, de hecho, se trata de un comportamiento que les resulta extremadamente difícil de abordar. Para ellos es algo así como volver a la época en la que su hijo estaba aprendiendo a andar y agarraba una rabieta. Con frecuencia la forma de hacer frente a esos berrinches era ignorarlos por completo y seguir adelante y, en este caso, otro tanto vale para los niños en edad de latencia. El niño está enfadado porque no puede tener algo que quiere, y nada de lo que le digas va a apaciguarlo. Necesita saber que tú te mantendrás firme. Distráelo, sal con él o ella, intenta de algún modo centrar su atención en otra cosa. Cuando muestre un comportamiento más positivo, procura ofrecerle toda tu atención, también en un plano lo más positivo que sea posible. De este modo, pronto aprenderá que su conducta positiva atrae tu atención y preferirá esta situación a cualquier forma de atención negativa.

Estudio de caso

Deseaba comentar este caso en particular, porque se trata de un ejemplo, en cierto modo extremo, de lo que puede suceder cuando los padres pierden el control sobre un niño en edad de latencia. En él se ejemplifica cómo la obsesión de un niño por el mundo *online* puede alcanzar niveles perjudiciales cuando llega a la adolescencia. Cuando Joe, de 14 años, acudió acompañado por sus padres a mi consulta, pasaba jugando con su consola Xbox hasta 19 horas al día y sus padres habían perdido cualquier tipo de control sobre el asunto. La Xbox la tenía en su dormitorio y pasaba jugando con ella buena parte de la noche, quedándose dormido pocas horas antes de despertarse y no acudiendo muchas veces al colegio. Su cuidado personal era casi inexistente -solo se duchaba muy de vez en cuando y no comía adecuadamente-, y una de las grandes señales de alarma se manifestó cuando empezó a hacer sus necesidades en recipientes de plástico para no tener que salir de su habitación y dejar el juego, ni tan siquiera durante unos minutos. La situación se había convertido en algo imposible de manejar, hasta el punto de que los servicios sociales tuvieron que intervenir por la falta de asistencia de Joe al colegio, por su falta de higiene y por una fundada inquietud por su bienestar y por su seguridad. Su padres estaban absolutamente desesperados y sentían que la situación se les había ido por completo de las manos. Los servicios sociales llegaron a amenazar con hacerse cargo del muchacho si no volvía a ir al colegio regularmente.

LAS SESIONES

Como es comprensible, los padres de Joe se encontraban en una situación desesperada. Hablé largo y tendido con ellos sobre cómo era posible haber llegado a una situación semejante. Joe siempre había jugado a videojuegos y con todo tipo de dispositivos digitales. Estaba claro que sus padres nunca habían entendido la atracción que para su hijo suponía la tecnología digital y que, en términos generales, no era algo que les preocupara demasiado, por lo que siempre le habían dejado usar todo tipo de dispositivos siempre que lo deseaba. Joe siempre había querido tener una Xbox y pudo comprarse una a los 10 años, con el dinero que había ahorrado por Navidad y por su cumpleaños. La Xbox quedó instalada en su cuarto. Él pasaba el tiempo tranquilo, jugando con ella, y los padres no notaban que el tiempo de pantalla supusiera para él un problema. Sin embargo, el tiempo que pasaba conectado *online* fue aumentando con los años, si bien el punto de ruptura se produjo cuando pasó a la enseñanza secundaria, transición que le resultó más exigente de lo esperado. No tenía un grupo de amigos definido y en el instituto le costaba seguir el ritmo de las clases. A partir de entonces, Joe empezó a pasar la mayor parte del tiempo jugando con la Xbox. Su madre notaba que estaba siempre cansado cuando se quedaba jugando hasta tarde. Era bueno como jugador y había hecho un grupo de «amigos virtuales». Muchos de ellos eran de diferentes partes de Estados Unidos, por lo que la diferencia horaria en relación con Inglaterra, donde él vivía, hacía que pasara casi toda la noche jugando y chateando con sus nuevas amistades. Su madre había intentado poner límites a esta situación, pero Joe había montado tal escándalo que ella había acabado por ceder.

Los problemas más graves se producían en el instituto y aumentaban a medida que Joe se aislaba más y más en el mundo *online*. Pronto entró en una espiral descendente. Cuando llegó a la pubertad, pasaba casi toda la noche jugando y sus patrones de día/noche estaban invertidos. Se quedaba dormido en la silla en la que jugaba y no era capaz de levantarse para ir al instituto. Medía 1,75 metros y sus padres no eran físicamente capaces de hacer que fuera al colegio. Un asistente social educativo había intervenido en el caso y las autoridades locales amenazaban con emprender acciones legales contra los padres del muchacho.

Cuando fui a ver a Joe a su casa, era evidente que su estado de ánimo era increíblemente bajo. No comía, no dormía bien y apenas se exponía a la luz natural, ya que permanecía encerrado en su cuarto con las cortinas cerradas, frente al monitor de su Xbox. No iba al colegio y estaba socialmente aislado. Se había retirado al mundo *online*, al sentirse absolutamente desconectado del mundo real y verse incapaz de interactuar con él.

LA INTERVENCIÓN

Era necesaria una acción drástica de inmediato para que los padres de Joe recuperaran el control. El muchacho estaba inmerso en un círculo vicioso. Lo primero que sus padres tenían que hacer era retirar la XBox de la circulación. A pesar de lo desesperado de la situación, aún no estaban seguros de que esa fuera la medida que hubiera que tomar y les preocupaba la reacción de su hijo. En un estado de cosas tan extremo, superar el síndrome de abstinencia era la única solución posible, porque Joe ya había superado con creces el punto en el que las retiradas programadas y las restricciones podían ser de alguna utilidad.

En esta ocasión los padres hicieron un frente común y le retiraron la videoconsola, llevándola a casa de unos amigos. Como era previsible, Joe reaccionó y se abrió un período de continuos portazos, gritos y tumultos.

No obstante, una vez que Joe comprendió que todo el mundo apoyaba esa decisión y que sus padres contaban con la ayuda de todo un ejército de profesionales que coincidían en lo acertado de la medida, fue gradualmente aceptándola. Pienso que, en cierto modo, una parte de él sintió cierto alivio, ya que no era en absoluto feliz con su vida. Estaba muy deprimido y se sentía realmente desdichado.

Una de las primeras tareas que Joe debía abordar era restablecer sus vínculos escolares y las relaciones con sus padres. Una vez desaparecida la XBox, debíamos persuadirle entre todos de que era necesario que se levantara temprano para ir al instituto. Los padres trabajaron en estrecho contacto con el personal del centro escolar, que le asignó un tutor personal y un programa, inicialmente a tiempo parcial, de educación especial.

EL RESULTADO

Fue un proceso largo y duro pero, después de varios meses, la situación mejoró y los servicios sociales dejaron de ocuparse del caso. Mejorar su rendimiento escolar todavía le resultaba duro, pero recibió clases de refuerzo e hizo un par de amigos. Al no tener la videoconsola se dormía antes y sus padres podían despertarlo por la mañana. Después de 4 meses, al final del curso, los padres reintrodujeron el tiempo de pantalla, aunque esta vez con restricciones. Solo se le permitía jugar con la XBox en el salón, no en su cuarto, y Joe aceptó esta vez las normas ya que sabía que si no lo hacía la consola volvería a desaparecer. Asimismo, una vez superada la crisis, Joe mostraba menos interés por el juego y prefería reunirse con sus amigos en la vida real. Afortunadamente, empezó a darse cuenta de que había vida más allá de estar sentado frente a un monitor en la oscuridad de su cuarto.

Señales de alarma

❖ ¿Dirías que tu hijo está «obsesionado» por su dispositivo digital? ¿Pide constantemente jugar con él? ¿Piensa en él todo el tiempo?

❖ ¿Se siente malhumorado y ansioso cuando no se le deja utilizarlo?

❖ ¿Desobedece las indicaciones de apagarlo y reacciona violentamente cuando es obligado a hacerlo?

❖ ¿Es el dispositivo digital el único tema de sus conversaciones, de sus juegos y de sus actividades? ¿Habla solo sobre él y sobre lo que va a hacer con él, incluso cuando no lo tiene delante? Cuando estáis fuera de casa, ¿se muestra ansioso y obsesionado por volver para poder jugar de nuevo con su dispositivo?

❖ ¿Parece que el niño está estresado? Cuando se está obsesionado por algo es fácil experimentar un considerable estrés. Mientras un niño usa un dispositivo de pantalla alimenta su propio frenesí y, cuando deja de hacerlo, solo piensa en cuándo podrá volver a jugar con él, lo que resulta algo ciertamente extenuante.

❖ ¿Mantiene tu hijo actitudes defensivas o tendentes al secreto en lo que respecta al uso de los dispositivos digitales? ¿Los oculta para que sus padres no puedan encontrarlos y los guarda a hurtadillas en su dormitorio? ¿Miente sobre el tiempo que le dedica a jugar con ellos?

❖ ¿Está siempre cansado, irritable o alterado?

Algunas soluciones

⊃ Pasar el síndrome de abstinencia. Cuando el grado de preocupación de los padres es alto y se precisa una solución rápida y radical, no hay más remedio que quitarle al niño todos los dispositivos digitales y prohibir el tiempo de pantalla.

⊃ Cuando el niño se hace mayor o cuando sus padres consideran que está en condiciones de gestionar mejor su tiempo *online*, este puede reintroducirse de manera gradual, siempre en pequeñas dosis.

⊃ Todos los padres deben tener preparado un plan relativo al uso del tiempo de pantalla de sus hijos Es recomendable fijar un cronograma en el que se establezcan los tiempos que el niño pueda estar conectado *online* a lo largo del día o en el que se fije una franja horaria para ello. Fuera de esos tiempos, el niño no debe utilizar los dispositivos *online* a lo largo del día.

⊃ Los padres han de controlar estrechamente el cumplimiento del cronograma para evitar que sus hijos se obsesionen con el tiempo digital.

Capítulo 6

Redes sociales y limitaciones de edad

Selfis, redes sociales y cómo enseñar a los hijos un comportamiento *online* responsable

Una amiga me comentó hace poco que su hijo de 10 años, Matthew, había tenido problemas por colgar una foto suya en Instagram, con una leyenda que decía: *La primera chica a la que le guste esta foto se ganará un beso y podrá ser mi novia.* «Algunas de las niñas de su clase vieron la foto y una de sus madres me llamó para quejarse», me contó mi amiga. «Estaba abochornada, en parte porque ni siquiera sabía que mi hijo tenía una cuenta de Instagram en su teléfono móvil. No tenía ni idea de qué era lo que podía colgar en las redes, ni de quién lo seguía o de a quién seguía él. Su cuenta no estaba protegida, por lo que cualquiera podía ver sus fotos». Mi amiga también desconocía que las redes sociales tienen limitaciones de edad.

La edad mínima para tener una cuenta en Twitter, Facebook, Instagram, Pinterest y Snapchat es de 13 años y en YouTube es de 18, aunque con 13 años puede también crearse una cuenta en YouTube con autorización de los padres. En Estados Unidos, el límite de 13 años para la mayoría de las redes sociales lo fija la Coppa (Children's *Online* Privacy Protection Act, Ley de protección de la infancia en Internet), que establece que los servicios *online* requieren consentimiento de los padres para niños menores de esa edad. El consentimiento se relaciona con la protección de los niños: las restricciones se aplican porque hay aplicaciones de las redes sociales que no son adecuadas para niños de la edad de Matthew.

Mi amiga no es la única que ignoraba esa información. Un reciente estudio puso de manifiesto que el 53% de los padres desconocen que redes sociales como Facebook exigen que sus usuarios tengan más de 13 años. Resulta preocupante que uno de cada cinco padres piense que no es necesario ningún tipo de requisito[1].

En cualquier caso, las estadísticas indican que más de la mitad de los niños han hecho ya uso de una red social antes de los 10 años[2]. Una reciente encuesta realizada a 1.500 padres por Internet Matters* determinó que los niños de 6 años de nuestros días presentan las mismas capacidades digitales que las que presentaban los de 10 hace unos años. Alrededor del 44% navegan por la red en su dormitorio y un 41% de los niños lo hacen sin supervisión. La encuesta estableció asimismo que un tercio de los niños de 6 años usan WhatsApp y que una cuarta parte utilizan redes sociales.

Es importante saber que las limitaciones de edad en Internet tienen una razón de ser. Un informe de la Office of National Statistics británica sobre el bienestar infantil determinó que los niños que pasan más de 3 horas los días de colegio navegando por redes sociales están expuestos a una probabilidad más de 2 veces mayor de sufrir alteraciones mentales que los que lo hacen durante menos tiempo[3]. El informe afirmaba que esta cantidad de tiempo de pantalla puede hacer que los niños experimenten retrasos en el desarrollo emocional y social. Los investigadores observaron otros efectos negativos de las redes sociales son mayor exposición a daños, aislamiento social, depresión y ciberacoso *(cyberbullying)*[4]. Un informe publicado por el Instituto de Investigación del Futuro del Trabajo (IZA)**, apunta incluso que solo una hora al día de uso de las redes sociales puede ser perjudicial para los niños. Lo más alarmante de estos datos es que no se centran ya en los efectos de las redes sociales sobre los adolescentes, sino en niños de menor edad, de los que sabemos que están menos equipados psicológicamente para hacer frente a estos retos.

Es frecuente en mi trabajo atender a niños de 6, 7 u 8 años que tienen sus propias cuentas de Facebook e Instagram, siendo por lo demás habitual que la mayoría de los niños que están en el intervalo superior del período de latencia (10 y 11 años) utilicen algún tipo de redes sociales. Uno de los aspectos más preocupantes en este contexto es

---

* Organización no gubernamental creada en 2014, con sede en Londres, para prestar apoyo a los padres en lo que respecta al uso seguro de Internet y de las redes sociales por parte de sus hijos.

** Instituto de investigación económica privado, con sede en Bonn, dedicado al análisis de estructuras económicas, sociales y laborales, tanto alemanas como internacionales.

que, a través de las redes sociales, se dota de recursos para adolescentes a niños en edad de latencia, esperando de ellos que sepan manejarlos, cuando en realidad no han alcanzado el grado de madurez y desarrollo que solo llega con la adolescencia. Se trata de un problema sin duda importante. Desde el punto de vista de su desarrollo, un niño no es capaz de manejar los problemas más complejos que se presentan en la adolescencia, como los relacionados con la intimidad y la sexualidad. Incluso en los casos en los que los padres creen que están en condiciones de afrontar este tipo de cuestiones, por ejemplo porque conocen la contraseña que su hijo utiliza o porque controlan el acceso del pequeño a la red a través de sus propios teléfonos móviles, los niños en edad de latencia pueden idear trucos, cambiando las contraseñas o accediendo a las redes a través del móvil de un amigo.

Durante la latencia los niños se preparan mental y físicamente para afrontar los desafíos de la adolescencia, como el desarrollo de la conciencia sexual, la imagen corporal, el establecimiento de la propia identidad y la percepción de la propia individualidad. Los niños en edad de cursar la enseñanza primaria no cuentan con la adaptabilidad cognitiva y emocional suficiente para manejar los recursos que fluyen por las redes sociales y, en particular, los relacionados con la apariencia personal y la competitividad social, como Snapchat, Facebook e Instagram. Acceder a las redes sociales demasiado pronto puede exponer a los niños a personas, contenidos y situaciones para los que no están preparados y ante los que muchas veces se sienten fuera de lugar. Los especialistas en neurociencia han determinado que la adolescencia es un período crucial para el desarrollo de la corteza prefrontal cerebral, que es la que nos ayuda a formular juicios, controlar los impulsos y las emociones y que interviene en funciones tales como la toma de decisiones, el autoconocimiento y la comprensión de los otros. Antes de que estas se desarrollen, es muy poco probable que los niños en edad de latencia dispongan de los mecanismos de regulación emocional y de adaptabilidad necesarios para asimilar hechos y conceptos que pueden ver o experimentar *online* y que no están diseñados para ellos.

La exposición a las redes sociales también afecta a la educación. En una encuesta se estableció que, según el personal docente, los niños con peores notas eran los que dedicaban más tiempo a las redes sociales. La mitad de los 500 profesores entrevistados afirmaba que la fijación inherente al acceso a dichas redes afectaba a la concentración de los niños y dos tercios de ellos consideraban que la calidad de sus trabajos para casa se resentía por la prisa por terminarlos para comunicarse con los amigos en la red[5].

Como adultos, somos plenamente conscientes de que las redes sociales pueden ser adictivas, y mi principal preocupación en tal sentido se centra en el hecho de que los niños son particularmente vulnerables a este efecto adictivo, debido a su tendencia a la obsesividad durante el período de latencia. Investigadores del Brain Mapping Center de la universidad UCLA, de California, comprobaron estudiando gammagrafías cerebrales que el hecho de ser apreciado en las redes sociales al recibir numerosos «me gusta» activa los centros de recompensa del cerebro. Los cerebros infantiles respondían de manera similar cuando se encontraban con un ser querido o cuando recibían dinero como regalo. En mi consulta he atendido a niños de 9 y 10 años cuyos padres me cuentan que sus hijos comprueban de forma obsesiva en sus cuentas de Facebook el número de «me gusta» y de fotografías que reciben, como si ello determinara su estatus social entre sus amistades. Un número escaso de «me gusta» equivale a un estatus social bajo y puede reflejarse en sentimientos de vergüenza, o incluso en episodios de acoso. Por el contrario, un número elevado de «me gusta» implica que un niño es popular entre sus amistados en la red, pero, a la vez, también genera la presión de tener que mantener ese nivel de popularidad.

También he hablado con muchos padres preocupados por la tensión que experimentan sus hijos cuando se rompe su «fila», su *streak*, el número de días con el que han intercambiado mensajes con un amigo virtual a través de Snapchat. Hay niños que tienen «Snapstreaks» con hasta cincuenta personas, lo que supone que dedican varias horas diarias a su cuenta de Snapchat. Una amiga me contaba recientemente que, en un día festivo, su hija se puso realmente histérica cuando notó que la wifi se había bloqueado y no funcionaba en casa. Al día siguiente la conexión se recuperó y mi amiga se quedó anonadada cuando comprobó que su hija había recibido más de mil mensajes por Snapchat en 24 horas. Se mostró ciertamente preocupada por la cantidad de tiempo que su hija debía pasar en las redes sociales para recibir y leer una cantidad tan desproporcionada de mensajes. Los niños en edad de latencia en ningún caso deberían soportar tal presión.

La American Academy of Pediatrics ha advertido a los padres sobre la existencia de un cuadro al que llaman de «depresión por Facebook», que es experimentado por niños y adolescentes cuando ven una notificación de actualización, una publicación en el muro de Facebook o una foto que les hace sentirse impopulares.

Niños en edad de latencia y teléfonos móviles

En nuestros días, los niños hacen las cosas cada vez más y más pronto. En la actualidad, algo que antes se consideraba como propio de la adolescencia, como tener un móvil, es ya una cosa normal en la edad de latencia. Hace apenas 5 años, lo normal era que a un niño se le comprara un móvil alrededor de los 12 años, cuando se empezaba la enseñanza secundaria. Pero ahora atiendo cada vez con más frecuencia casos de niños de 4 y 5 años que ya tienen su propio teléfono móvil[4]. En un estudio del National Literacy Trust[*] se determinó que el 79% de los niños de edades comprendidas entre los 7 y los 11 años tenían su propio teléfono móvil, y que en muchos casos era más probable que los niños tuvieran un móvil que un libro[6]. He podido ver cómo este cambio de tendencia en la adquisición de los teléfonos móviles se desplegaba ante mí, y he decir que no estoy nada convencida de que un niño de corta edad necesite uno de estos aparatos. La mayor parte de los teléfonos móviles actuales son *smartphones*, lo que implica que, cuando a un niño se le regala uno, se le abren las puertas al acceso a las redes sociales.

Imagen corporal y selfis

Los jóvenes actuales están obsesionados con los selfis y los niños en edad de latencia que utilizan las redes sociales, las niñas en particular, con frecuencia hacen públicas en ellas fotos suyas invitando a la gente a comentarlas. Nunca insistiré lo suficiente en lo contraproducente que este tipo de acciones resulta para los niños. Son muchas las veces que he tenido que hacer frente a casos de niños y niñas que sufren por haber publicado una imagen suya que ha recibido alguna opinión

---

[*] Organización benéfica dedicada a la mejora de los niveles de alfabetización en el Reino Unido.

negativa o que, de un modo u otro, ha generado una reacción que les ha contrariado o les ha hecho infelices.

Si un niño en edad de latencia utiliza las redes sociales y desea publicar en la red algún selfi, creo que es esencial que los padres hablen con él, o ella, y analicen juntos las razones por las que siente la necesidad de expresarse de ese modo. ¿Se trata de mantener el contacto con los demás? ¿Es acaso una cuestión relacionada con la adaptación y con seguir las tendencias que los demás imponen? ¿O es acaso una forma de explorar la propia identidad y de jugar de algún modo con ella?

Cuando un niño va a utilizar las redes sociales, es importante que los padres le ayuden a convertirse en un consumidor crítico y a comprender que, en el mundo *online*, las cosas no son siempre lo que parecen. Me resulta muy estimulante y agradable escuchar a las adolescentes que ven fotos tomadas de las redes sociales y comentan lo extraordinariamente retocadas, o retocados que sus protagonistas están, gracias al Photoshop y a los filtros de imagen. Los adolescentes cuentan ya con la suficiente madurez emocional como para ver a través de esos filtros y para entender que alguien que aparece en una imagen no tiene flores en el pelo o que un arco iris no sale de su boca. Por el contrario, los niños en edad de latencia son extremadamente literales y sinceros en sus expresiones. Creen todo lo que ven y carecen del espíritu cínico y crítico del adolescente. Es necesario dotar a los hijos de las capacidades y los mecanismos de adaptabilidad necesarios para hacer frente a las diferentes situaciones, para ello es aconsejable ver páginas de Instagram o de Facebook con ellos y hablar sobre lo que aparece en ellas. Es importante comentar con los pequeños lo fácil que es que cualquiera pueda manipular su imagen y cuestiones como los filtros. En nuestra época los niños están más preocupados que nunca por su imagen y ello se debe en buena parte a los *smartphones*. El hecho de disponer de Internet y de tener siempre en la mano una cámara es ciertamente una poderosa combinación, ya que la acción de subir una foto a la red lleva apenas unos segundos.

Es esencial que los niños sean conscientes desde sus primeros años de que las imágenes utilizadas que aparecen en los anuncios y en las revistas están pasadas por Photoshop y retocadas con aerógrafos: la piel de una modelo o las piernas o la cintura de una actriz no son realmente tan tersas o tan delgadas en la vida real. Hace unos años, la actriz Kate

Winslet se quejó públicamente en una entrevista de que una portada de la revista *GQ* en la que ella aparecía estaba excesivamente retocada. Asimismo, afirmó que en el contrato que había firmado con el gigante de la cosmética L'Oréal se especificaba que las fotos de la actriz utilizadas en sus campañas no podían ser retocadas por medios digitales, porque ella se sentía responsable ante toda una generación de mujeres jóvenes. Lo que más me preocupa es que no sabemos en realidad qué efecto puede tener semejante nivel de perfeccionismo en lo que respecta a la imagen sobre unos niños y niñas que se encuentran en una fase tan vulnerable de su desarrollo y en la que son tan fácilmente impresionables. Recientemente los psicólogos encontraron evidencias que vinculan el uso de las redes sociales a la preocupación por la imagen corporal, la dieta y el deseo de mantener una figura esbelta en adolescentes. Plataformas de redes sociales como Facebook, Instagram y Snapchat permiten que los adolescentes, y cada vez en mayor medida los niños, tengan la oportunidad de compararse con otros y ganarse la aprobación de los demás en lo relativo a su aspecto físico y su imagen. Sé de muchas niñas de 10 y 11 años que suben a las redes con regularidad selfis acompañados de invitaciones a hacer comentarios sobre ellos y, en consecuencia, abriendo la puerta a eventuales críticas.

Hace poco traté a una niña de 12 años que había sido hospitalizada por haber desarrollado un trastorno alimentario. Los problemas por su imagen corporal comenzaron a manifestarse a los 11 años, cuando le compraron un *smartphone* y comenzó a participar en grupos de WhatsApp y Snapchat que compartía con sus amigas y amigos. Como muchas niñas de su edad, ella colgaba continuamente selfis suyos en las redes poniendo morritos y algunas de sus compañeras de clase empezaron a criticarla, diciendo que estaba gorda y que a sus piernas le sobraban unos kilos. El grupo se iba ampliando cada vez más y la incipiente adolescente empezó a responder airada a los comentarios. Sus interlocutoras, al ver que habían dado en el clavo, siguieron criticándola y ella, entre irritada y confundida, optó por subir más y más selfis, empeñada en demostrar que no estaba gorda. No podía parar. Las compañeras que la acosaban percibieron su debilidad y su vulnerabilidad y continuaron haciendo comentarios cada vez más malévolos. Todo ello afectó muy negativamente a su autoimagen y a la percepción que la niña tenía de sí misma. Se estaba convirtiendo en un ser muy vulnerable, que parecía atraer las críticas de los demás. La imagen que percibía de sí misma estaba completamente distorsionada. Se veía gorda y, al intentar abordar el problema, acabó por desarrollar un trastorno alimentario. Su familia tardó un par de meses en darse cuenta de lo que estaba sucediendo. Para entonces, ya había perdido mucho peso, por lo que debió ser hospitalizada. Todo el proceso ha se había desencadenado como consecuencia de sus experiencias en las redes sociales.

Se trata de algo que pasa a menudo cuando los niños tienen acceso a un *smartphone* que tiene una aplicación para enviar mensajes con imágenes. El problema está precisamente en las imágenes. Si los padres no controlan los mensajes que sus hijos envían a través de las redes sociales, puede haber problemas.

Cuando los niños están en la edad en la que aún cursan la enseñanza primaria, el problema no está en enseñarles a hacer frente a esa comparación continua a la que se exponen; de lo que se trata es de restringir el uso de los medios que utilizan para que esa exposición se produzca, hasta que se considere que están preparados para hacerlo. ¿Por qué sienten los niños la necesidad de enviar imágenes de sí mismos por la red? Es esencial que sus padres impidan que ello suceda, puesto que es fácil que al hacerlo desarrollen un comportamiento obsesivo. Es posible que alguien envíe una imagen que te gusta y al que le gustan las tuyas. Es así como los niños se animan a enviar más y más imágenes. Los padres de un niño en edad de latencia que admiten, o desean, que su hijo o hija utilice las redes sociales de ese modo han de limitar necesariamente el número de fotos que envía cada día. Busca en las redes sociales con él o ella e interésate por saber a quién sigue y por qué lo hace. Enséñale a tu hijo a ser un usuario crítico de las redes. Asegúrate de que comprende que los creadores de tendencias en el mundo de la moda y el glamur cobran millones por promocionar sus productos y que las y *celebrities* que continuamente aparecen tanto en las propias redes como en otros medios no lucen su atractivo aspecto de forma natural, sino que tienen detrás una legión de estilistas, maquilladores, entrenadores personales y cirujanos plásticos.

Afianzamiento de la responsabilidad digital

Es esencial que, desde una edad temprana, los niños adquieran sentido de la responsabilidad en lo que respecta a su comportamiento *online*. Necesitan comprender y asumir que Internet es un registro permanente y que su huella digital quedará marcada en la red de manera permanente. Siempre les he dicho a mis hijos que no suban nada a la red que no desearían que viéramos yo misma o su padre, sus profesores o alguien que pueda darles trabajo en el futuro. Es importante que sean plenamente conscientes de que Internet es un ámbito público, no privado. En la red es posible encontrar información de todo tipo sobre una persona simplemente tecleando su nombre y es necesario mantener un estrecho control de lo que la gente puede encontrar sobre cada uno. Todo lo que accede al mundo *online* permanece en él.

Como padres que vivimos en la era digital, hemos de asumir la responsabilidad de enseñar a nuestros hijos la forma de manejar su identidad *online*, al igual que manejan su identidad en la vida real. La mayor parte de los padres tienen muy claro qué es lo que sus hijos deben o no deben vestir o los lugares a los que pueden ir o no. Sin embargo, cabe preguntarse si aplican las mismas pautas y esquemas estructurales cuando se trata de la identidad en el mundo digital, considerando, por otra parte, que su imagen *online* llegará a muchas más personas que aquellas con las que interactúan en el mundo real.

Probablemente es aún más importante el hecho de que su imagen *online* perdurará para siempre. El, llamémosle, historial de cada persona puede afectar a sus posibilidades de encontrar empleo o influir en su futura carrera profesional, en tanto que muchos potenciales empleadores o responsables de la aceptación de las solicitudes de ingreso en la universidad con toda probabilidad examinarán en su momento los correspondientes perfiles de las redes sociales. En una encuesta se determinó que el 60% de los empleadores indagan sobre el uso que los candidatos hacen de las redes sociales cuando están considerando a quién entrevistar para contratar a alguien. Igualmente, la encuesta reveló que más del 30% de los empresarios o responsables de personal supervisaban el uso de las redes sociales de sus actuales empleados. De hecho, más del 25 % de estas investigaciones dieron lugar a amonestación o despido de un trabajador.

Cómo hablar con los niños sobre las noticias

En cierta ocasión una madre me contó que su hijo de 7 años había estado usando la *tablet* familiar una vez que en la página de la BBC apareció la noticia sobre una niña de su misma edad que había sido apuñalada. Esa noticia le produjo al niño una gran ansiedad y a su madre le resultó muy difícil tranquilizarlo. Una parte de las noticias que conocemos hoy día generan una importante carga de estrés. Si nosotros mismos no podemos entender por qué suceden ciertas cosas, difícilmente podremos aliviar el estrés que esas noticias les producen a nuestros hijos. Pero, ¿qué podemos hacer los padres cuando esas noticias son tan accesibles en Internet? No hay más que pulsar en una *tablet* o un teléfono móvil para acceder a los encabezamientos de las noticias del día, o los niños también pueden conocerlas en las redes sociales centradas en el ámbito de las noticias y los temas de actualidad. Cuando se produce un ataque terrorista, por ejemplo, es imposible eludir la información que sobre él dan las redes sociales. Así pues, ¿deberíamos intentar activamente mantener a un niño en edad de latencia aislado de las noticias que puedan afectarle, o no es realista mantenerlo al margen del mundo en el que vivimos?

Los niños de esta edad a menudo sienten temor o confusión cuando intentan comprender o interpretar ciertas noticias u otras cuestiones propias de los adultos, sin la debida orientación. Este es otro de los motivos por el que es tan importante que, siempre que sea posible, los padres deban evitar que los niños en edad de latencia naveguen solos por la red. Si, al hacerlo, se topan con algo que de un modo u otro les inquieta, es preciso calmarlos y reconfortarlos, explicándoles que el mero hecho de que un suceso aparezca en las noticias implica que se trata de un acontecimiento infrecuente. Es importante hablar con el niño sobre qué es lo que ha visto y qué es lo que ha interpretado sobre un determinado hecho, con objeto de comprobar que lo que ha deducido de él es correcto, ya que es habitual que los pequeños malinterpreten lo que leen. Conviene preguntarle al niño qué sintió cuando leyó la historia, qué piensa sobre el asunto y qué es lo que le preocupa de él. Siempre es aconsejable que nos mostremos sinceros con nuestros hijos, reconociendo que algunas noticias dan verdadero miedo, y que sepan que no podemos controlar todo lo que sucede. Los niños de entre 5 y 8 años querrán seguramente saber más sobre el suceso y sobre de qué modo este puede afectarles a ellos, mientras que los que sean un poco más mayores (de 9 a 11) años mantendrán una perspectiva más amplia sobre el asunto. Todos los niños en edad de latencia desean que les tranquilicen en lo que respecta a su seguridad. Por ejemplo, cuando se produce un ataque terrorista, pueden explicárseles todas las cosas que suceden a continuación, como la presencia de más policía en las calles y el aumento de las medidas de seguridad en lugares públicos, estaciones, estadios y aeropuertos. Es posible también resaltar la cantidad de gente que acude a ayudar en estos casos, tanto transeúntes como miembros de los servicios de atención de urgencia. Puede comentarse que es mucha más la gente que desea prestar ayuda que la que quiere hacer daño. Es también oportuno dar al niño la oportunidad de que formule las preguntas que se le ocurran. ¿Qué le ha hecho pensar una determinada noticia? ¿Qué consecuencias puede tener el hecho para su vida y para la de su familia? ¿Qué puedes hacer tú para ayudar? La conversación no tiene por qué centrarse en el suceso en sí -sobre el cual ninguno de nosotros podemos ejercer control-, siendo a veces más adecuado llevarla al terreno de las consecuencias para la vida del niño y de su familia.

Establecimiento de reglas

Es conveniente hablar con los hijos de las redes sociales, estableciendo una serie de reglas que se consideren adecuadas para ellos y para la familia en general. Ninguna de mis dos hijas mayores tuvo acceso a las redes sociales antes de cumplir los 13 años, y lo cierto es que en su momento me mantuve bastante firme a este respecto. Les hablé de la importancia de los límites de edad en este contexto y ese mismo mensaje les fue transmitido en el colegio, lo que contribuyó a lograr el objetivo de manera satisfactoria. Cuando ya tuvieron edad suficiente para tener sus propias cuentas en redes sociales, también me mostré muy estricta en lo relativo al tipo de imágenes que podían subir a ellas. No les estaba permitido, por ejemplo, subir selfis «de morritos» o fotos de ellas mismas. Hablamos largo y tendido sobre cómo querían que «el mundo» las viera, entendiendo como tal tanto el mundo real como el mundo digital. Hablamos asimismo sobre las ideas relativas a la identidad y sobre el hecho de que todos podemos manifestar identidades diferentes en situaciones diferentes. Por ejemplo, yo, como la mayoría de las personas, soy distinta en el trabajo y en casa.

Mis hijas me han visitado en algún momento en mi oficina y creo que debe ser para ellas francamente gracioso verme en «modo trabajo», relacionándome con mis compañeros y gestionando los asuntos laborales, porque para ellas yo soy «mamá», la que pasea por la casa en pijama con el pelo mojado gritando que se les va a hacer tarde. Este es un ejemplo muy claro de las diferentes identidades que cada uno de nosotros tenemos. No todo el mundo es capaz de distinguir las diversas versiones que de nosotros mismos existen. Les he explicado a mis hijas que, en Internet, es muy fácil que esas diferentes identidades desaparezcan y que cualquiera muestre sus identidades personales o privadas a todo el mundo y cuando digo esto me refiero, así es, al mundo entero. Es crucial que los niños adquieran consciencia de que la red es un fenómeno global; que es algo que está en todos y cada uno de los lugares y que existe y existirá para siempre. Una vez que algo aparece en Internet, es imposible hacer que vuelva atrás, a nuestra esfera privada. Mis compañeros de la consulta nunca podrán conocer mi identidad de madre sargento de aspecto desaliñado, que realiza ajetreada las tareas domésticas antes de ir a trabajar, y hay una buena razón para que así sea. Pero, gracias a los *smartphones* con videocámara y a YouTube, si una de esas identidades privadas se revela en la red, todo el mundo puede acceder a ella con solo pulsar un botón.

Incluso ahora, que mis hijas ya han crecido, continúan optando por no mostrar sus rostros en las redes sociales. Una de ellas tiene ahora 16 años y en su perfil de Facebook aparece su silueta a contraluz con el sol de fondo. Ambas han crecido con una madre que les preguntaba continuamente si desean que la gente pueda acceder a su imagen. Sabe que pueden teclear mi nombre en Google y encontrar muchas imágenes mías, debido a mi trabajo, y tal vez eso haga que se sientan especialmente celosas de su intimidad. Creo que es esencial que todo el mundo se pregunte a sí mismo cómo desea presentar su propia identidad *online*, y que reflexione sobre el mensaje que le está enviando a sus hijos al hacerlo. Tomando como referencia tu perspectiva sobre la privacidad y la intimidad y sobre la presentación de tu identidad *online*, surge espontánea la pregunta de cómo deseas que tus hijos se muestren al mundo.

No solo limitar y prohibir

Desde una perspectiva profesional, no creo que un niño en edad de latencia necesite estar presente en las redes sociales. Sin embargo, la simple limitación y/o prohibición no es la respuesta. Es preciso mantener una conversación sobre las redes cuando los niños aún son pequeños, porque llegará un día en el que accedan a ellas y es preciso asegurarse de que entonces sabrán cómo actuar. Es conveniente hablar de qué edad es la que consideras apropiada para que puedan tener cuentas propias en las redes sociales y llegar a un acuerdo sobre la cuestión de manera conjunta. Es mucho más sencillo negociar de manera anticipada que tener que limitar o prohibir el uso de las redes cuando los niños ya han accedido a ellas. Las redes sociales son una herramienta de una importancia básica para los adolescentes y, de hecho, forman parte integral de su vida social. Cuando los niños son todavía demasiado pequeños se debe restringir o impedir su uso, pero educándolos, hablándoles sobre ellas y ayudándoles a preparar y a conformar los mecanismos de adaptabilidad que deberán poner en juego cuando las utilicen.

Es imperativo ayudarles a identificar la diferencia entre lo real y lo que no lo es, prestando siempre atención a lo que ven y lo que muestran. Siéntate con tu hijo o hija, háblale de las redes sociales y atiende a sus comentarios, e interésate por lo que le gusta de ellas y por lo que está buscando. Utiliza las limitaciones, pero asegurándote de que aprende a navegar por el mundo *online*. Comenta abiertamente y con toda sinceridad los riesgos a los que puede enfrentarse en ese mundo, sin generar posibles temores.

El reciente informe «Crecer en la era digital», publicado por el Comisionado para la Infancia en el Reino Unido[7], abogaba por una educación tecnológica más temprana y más extensa en los colegios, y recomendaba que esa formación se hiciera extensiva a los elementos «sociales» de la vida digital. He de decir que estoy completamente de acuerdo con todo ello.

La seguridad *online*, la responsabilidad digital y el conocimiento de las formas de afrontar los desafíos planteados por las redes sociales deberían formar parte de los planes de estudio, con el mismo nivel de importancia que las clases de matemáticas y de lengua.

Soledad

De un modo que no deja de resultar paradójico, parece que las redes sociales tienden a acentuar los sentimientos de soledad y aislamiento en los niños.

Un estudio desarrollado por Childline* llegó a la conclusión de que las redes sociales generan en los niños sentimientos de aislamiento, debido a que muchos de ellos afirman que su uso les hace compararse con los demás y sentirse inferiores, feos o impopulares, como consecuencia de esa comparación. Ello tiene reflejo en mi propio trabajo clínico, en el que atiendo a niños y niñas de 9 y 10 años que con frecuencia me confiesan lo solos que se encuentran cuando usan las redes sociales. Asimismo, he podido experimentar eso con mis propias hijas. También ellas pasaron por situaciones en las que no fueron incluidas en grupos de encuentro en la redes o en las que no las invitaron a una fiesta. Antes de que existiera Internet no tenías por qué enterarte de que habías quedado excluido de algo, pero ahora no hay modo de evitarlo, ya que todo se sube a las redes sociales. Imagina que tu teléfono no parara de sonar en todo el día recibiendo continuamente mensajes o imágenes de tus amigos disfrutando de un encuentro o una celebración a la que no te han invitado.

Cada una de las personas que participa en la reunión envía imágenes. La única manera de que el teléfono deje de emitir señales de recepción es abandonar el grupo, pero la propia aplicación indicará a todos sus integrantes que has abandonado el grupo, con lo cual parecerá que tu reacción es fruto del enfado. En tal estado de cosas no podrás volver al grupo, salvo que uno de sus miembros te invite a hacerlo y, si estás fuera del chat, estás fuera del grupo, por lo que ya no volverás a estar al corriente de lo que pasa en él. Imagina lo mal que sienta eso. Para un adulto se trata de una situación ciertamente desagradable, por lo que piensa lo duro que le resulta a un niño tener que hacerle frente a algo así. Ante este tipo de situaciones, suelo recomendar a los niños que desconecten su teléfono o lo dejen guardado y se centren en la búsqueda de algo agradable que hacer, de modo que se distraigan y se olviden del asunto.

Para los padres resulta complicado saber qué hacer en esta situación, aunque pienso que, en general, lo más idóneo es mantener el favo-

---

* Childline es un servicio de asesoramiento telefónico de atención continua, creado en el Reino Unido, pero con implantación en otros países, entre ellos Irlanda, India, Japón o Sudáfrica, destinado a aconsejar sobre problemas y consultas planteados por niños y jóvenes de hasta 18 años, relacionados, entre otras cosas, con maltrato, acoso, separación de los padres, drogas o abandono familiar.

recimiento de las conexiones con la vida real y de las relaciones cara a cara. Es necesario que animen a sus hijos a encontrarse con sus amigos y a que salgan con ellos por ahí, que intenten separarse del mundo *online* y volcarse de nuevo en el mundo real, tanto como sea posible. Las conexiones con el mundo real son cruciales. Cuando se trata de niños de relativamente corta edad, los padres deben establecer límites estrictos en cuanto al uso del teléfono móvil y que les permita salir del mundo virtual, dado que, de otro modo, este se convierte en un elemento que consume todo su tiempo, sin dejarles espacio para interesarse por lo que ocurre en la realidad. Conozco bien a una chica de 14 años que le da a su madre su móvil todos los días a las ocho de la tarde para dejar de usar las redes sociales. Su madre pone a cargar el teléfono y vuelve a dárselo a la mañana siguiente. Al principio la niña protestaba un poco, pero ahora está completamente acostumbrada a hacer lo mismo noche tras noche.

En edad de latencia eso es todo lo que hay que hacer en lo que concierne a las limitaciones: limitar simplemente el tiempo que tu hijo pasa utilizando las redes sociales. Basta con pedirle al niño que entregue el teléfono por la noche, con limitar el número de chats de grupo que frecuente y con indicarle que no es necesario que responda a todos los mensajes. No importa en absoluto que no esté conectado de forma constante. Es perfectamente posible que un móvil se averíe o que se pierda la conexión a Internet durante 2 o 3 días sin que pase absolutamente nada; no hay nada por lo que preocuparse. Cuando el niño vaya al colegio, sus compañeros seguirán hablando con él. Cuanto antes empiece a usar las redes sociales, más intensa será su vinculación a ellas. En este grupo de edad es, pues, preferible retrasar lo más posible su acceso a ellas.

Estudio de caso

Dan, de once años, vino a mi consulta porque sus padres estaban preocupados por él: se mostraba desanimado, no comía ni dormía bien y mostraba muchos de los síntomas propios de la depresión.

LAS SESIONES

Cuando empecé a indagar sobre las posibles causas del bajo estado de ánimo del niño, sus padres me explicaron que Dan había estado teniendo problemas debido a una serie de acontecimientos relacionados con las redes sociales. Hace unos meses habían consentido que se abriera una cuenta de Instagram, como muchos de sus compañeros, que ya tenían una. Al principio se habían preocupado de ejercer cierto control sobre él, pero se habían quedado tranquilos al comprobar que a través de esa cuenta enviaba fotos del gato de la familia, de los bollos y pasteles que tomaba o de sus juguetes. Algunos de sus compañeros de clase empezaron a burlarse de él y a tomarle el pelo diciendo que las imágenes que tomaba eran demasiado ingenuas y muy infantiles. Dan estaba muy contrariado, porque pensaba que esas burlas estaban haciendo que dejara de estar integrado entre sus compañeros, por lo que optó por «parecer mayor». Con ese objetivo y para parecerles más «a la moda», empezó a crearse un identidad *online* alternativa. Creó una cuenta falsa para una niña mayor que él simulando mantener una relación con ella. Al repasar las cuentas parecía que ambos habían compartido fotos y conversaciones. También había comenzado a abordar a otras niñas del colegio, mostrándoles fotos suyas y haciéndose otras con ellas, de modo que en las redes sociales parecía que contaba con un nutrido grupo de «novias» y amistades femeninas. Los padres de una de esas niñas se mostraron preocupados por el comportamiento que podría considerarse acosador de Dan y lo pusieron en conocimiento del colegio que, a su vez, lo comunicó a los padres de Dan. Estos se sintieron muy alarmados por el comportamiento con pretensiones de adulto que su hijo intentaba presentar *online*. Cuando llegó la comunicación del colegio todo se vino abajo alrededor de Dan, que tuvo que admitir lo que había hecho. Todos en el colegio se enteraron y lo condenaron al más absoluto aislamiento. Dan había quedado muy traumatizado, y se sentía consternado y totalmente abatido.

LA INTERVENCIÓN

Tenía que prestar apoyo al niño, pero también tenía que remontarme al origen del problema y hablar sobre cómo había empezado todo. Dan me dijo que él lo que quería es ser un niño como los demás; que no le gustaba ser criticado. En el mundo real se había manejado hasta entonces sin mayores problemas y tenía bastantes amigos hasta que había ocurrido esto. Pero cuando su ámbito de relaciones sociales empezó a desplazarse hacia el mundo *online* no pudo soportar las críticas y entró en una espiral que acabó por hacerle perder por completo el control de la situación.

Al principio, Dan no parecía ver ninguna salida a esa situación. Sentía una necesidad desesperada de reconstituir su vida *online*, ya que creía que ese era el único modo de volver a estar integrado en el grupo. Pero de hecho, lo cierto era exactamente lo contrario. Ayudé a Dan a comprender que el mundo virtual es algo transitorio, temporal y no necesariamente bueno para el correcto funcionamiento en el día a día. A continuación trabajé con él y con sus padres para reconfigurar su vida real, la que realmente requería atención.

EL RESULTADO

Dan comenzó a restablecer de manera gradual sus relaciones sociales con sus compañeros de clase y, en particular, con los que no solían conectarse a Internet y tenían intereses comunes con él. Desarrollamos varios trabajos relacionados con el conocimiento del mundo digital y Dan participó en la organización de una asamblea escolar sobre comportamiento *online*.

Señales de alarma

Las señales de alarma que se citan a continuación pueden ser indicativas de que tu hijo tiene algún tipo de obsesión por las redes sociales o está desarrollado una dependencia excesiva de ellas. Si crees que está obsesionándose con el tiempo de pantalla, debes abordar el problema de inmediato, reduciendo ese tiempo o retirando de la circulación los dispositivos digitales, si es necesario. Si la situación es extrema, acude al médico para que aborde el problema y, en su caso, derive al niño a un especialista que proporcione ayuda adicional.

❖ El niño o la niña mira continuamente la pantalla de su *smartphone*, que parece literalmente pegado a su mano.

❖ Hace fotos continuamente con el móvil, prácticamente a todo: al desayuno, al perro, etc.

❖ No para de subir selfis a las redes sociales y de pedir a sus amistades que opinen sobre ellos y sobre su apariencia.

❖ Participa en numerosos chats de grupo o *snapstreaks* o su móvil no para de sonar.

❖ Muestra manifiestos signos de ansiedad y de estrés cuando no tiene el móvil a su alcance o cuando carece de acceso a conexión wifi.

Algunas soluciones

⊃ Las redes sociales son medios destinados de manera específica a los adultos: no son adecuadas, ni están adaptadas para los niños en edad de latencia. La mayoría de las plataformas tienen limitaciones de edad, que deben respetarse siempre que sea posible.

⊃ Si quieres que tu hijo tenga acceso a alguna red social, debes vigilarlo estrechamente. Déjale claro que tú también tienes acceso a su cuenta de Instagram o de Facebook y que vas a controlar lo que hace en ella.

⊃ Si consideras que las redes sociales ocupan una parte excesiva de su tiempo limita el número de chats de grupo o de *snapstreaks* de los que forma parte o el número de fotos que puede enviar.

⊃ Habla con tu hijo. Establece las normas sobre uso de las redes acordándolas con él. Ello hará que se sienta más implicado en la toma de decisiones. Comenta las aplicaciones que él desea utilizar y pruébalas con él o ella. Si no estás de acuerdo en que use alguna, explícale con claridad los motivos. Pregúntale qué es lo que cree que los niños de las distintas edades pueden buscar en las redes.

⊃ Si tu hijo quiere tener acceso a noticias y temas de actualidad, busca una página en la que esas noticias estén adaptadas al público infantil, como la del canal Newsround, de la BBC (www. bbc. co.uk/newsround). Mira la página con él y comenta lo que hayáis leído (puede ser conveniente que los padres lean las noticias antes para comprobar que no hay en ellas imágenes o contenidos que puedan crear inquietud en el niño o herir su sensibilidad).

⊃ Procura que tu comportamiento en las redes sociales le sirva al niño como ejemplo. Si tú te haces selfis y los subes a Facebook e Instagram continuamente, tus hijos tenderán a actuar de la misma manera. Tu forma de actuar servirá como modelo para los niños y, si esta no es la correcta, lo primero que harán cuando tengan un móvil será hacerse selfis para enviarlos a sus amistades, porque considerarán que eso es algo normal.

⊃ Es necesario ser consciente de que, cuando tu hijo tiene una cuenta en una red social tiene también acceso a otras páginas *web* y la posibilidad de registrarse en ellas. A través de Facebook o Twitter es posible registrarse en infinidad de sitios *web*.

Capítulo 7

Riesgos y seguridad *online* para los niños

Grooming y ciberacoso: cómo minimizar los riesgos y mantener a los niños seguros

E stos factores son sin duda la preocupación número uno de la mayor parte de los padres con los que hablo. ¿Cómo se puede mantener seguro a un niño en edad de latencia cuando se conecta *online*? Las estadísticas a este respecto resultan profundamente desalentadoras e indican que los padres tienden a relajar cada vez en mayor medida la vigilancia. Una encuesta realizada por la organización Childwise* constató que tres de cada cuatro niños y jóvenes de edades comprendidas entre los 5 y los 16 años (el 73%) tienen acceso a Internet en su dormitorio y que al 10% de ellos no se les impone ningún tipo de restricción en lo que respecta a quién puede acceder a su datos personales *online*[1]. Un informe de la National Society for the Prevention of Cruelty to Children (NSPCC) británica afirmaba que casi una cuarta parte de los niños de entre 11 y 12 años que tenían un perfil en una red social declaraban haberse sentido molestos o alterados por algo que habían visto en ella a lo largo del último año. Resulta preocupante el hecho de que más de la mitad (el 62%) de tales experiencias se relacionaban con intervenciones de extraños, de personas a las que los niños solo conocían *online*, o por intervenciones de origen desconocido. Cuando se habían sentido agredidos o desconcertados por algo que habían hallado en la red, los niños de menos edad tendían a ser menos asertivos que los más mayores, en una nueva demostración de que los pequeños en edad de latencia carecen de la madurez o de la adaptabilidad necesarias para afrontar la problemática que las redes sociales plantean.

---

* Organización británica, de ámbito de actuación transnacional, dedicada a la prevención del maltrato infantil y los abusos sexuales a menores.

Lo más preocupante, según mi criterio, es que los padres no vigilan este tipo de situaciones tan estrechamente como debieran hacerlo. Apenas el 32 % de los padres se definían como «muy seguros de sí mismos» en lo que se refiere a la ayuda que prestaban a sus hijos para que se sintieran seguros mientras permanecían conectados *online*[2]. Es evidente que la supervisión del comportamiento de nuestros hijos es mucho más estricta en la vida real que en el mundo virtual, a pesar de que Internet es uno de los lugares más peligrosos para ellos. En el mundo real siempre les decimos a los niños que no hablen con extraños ni, por supuesto, vayan nunca con un extraño a ninguna parte. En cambio, muchas veces no seguimos esta misma pauta en la red, donde los potenciales riesgos no se aprecian físicamente.

En mi trabajo me veo constantemente sorprendida por la ingenuidad de los padres que permiten a sus hijos, a veces de corta edad, tener un acceso ilimitado y no supervisado a buscadores y páginas *web*. Hace poco hablé con una madre cuyo hijo de 7 años había subido a la red, con acceso público de cualquiera que quiera visualizarlo, un vídeo de él y su hermana simulando una pelea. Ella había visto el vídeo antes de que fuera enviado y, con posterioridad, se quedó de piedra cuando comprobó que un extraño había incorporado a él una serie de comentarios sexualmente explícitos.

A diferencia de lo que sucede cuando vemos la televisión o cuando vemos jugar a nuestros hijos, el uso de dispositivos electrónicos conlleva una experiencia de tipo interindividual. Cuando un niño está frente a una pantalla, en general sus padres no saben qué es lo que está viendo. Le dejan hacer, porque está tranquilo y callado, cosa que en ningún caso haría en cualquier situación similar que se planteara en el mundo real.

Vicki Shotbolt, fundadora y directora de Parent Zone[*], describe el mundo digital como «un mundo aparte para los niños», haciendo especial hincapié en el hecho de que es imprescindible que nosotros estemos presentes en él y ejerzamos nuestra función de padres en él. No puedo estar más de acuerdo. Todos los padres debemos empezar a darnos cuenta de la importancia que tiene la vigilancia de los niños cuando entra en liza el tiempo de pantalla.

---

[*] Empresa consultora británica dedicada al asesoramiento de los padres en todo los relacionado con el uso infantil de Internet en general y de las redes sociales en particular.

Los amigos virtuales no son amigos reales

Un niño en edad de latencia no debe chatear con extraños aunque a veces, a pesar de que los padres intenten extremar los controles, en un foro social o en un chat de grupo o en algún juego *online* pueden entrar en contacto con personas que no conocen.

Es fundamental que los niños sean conscientes de que, igual que sucede cuando no conocen a alguien en la vida real, también son extraños aquellos con los que se trata en Internet, aunque se haya hablado o intercambiado mensajes *online* con ellos. No obstante, este punto en particular es especialmente difícil de entender para los niños.

Es fácil que las relaciones digitales adquieran una intensidad considerable con gran rapidez. Conozco muchos casos de niños de apenas 12 o 13 años que afirman haber tenido una relación sentimental con alguien que han conocido en la red. En la mayoría de las ocasiones esas relaciones se establecen con niñas y niños que viven en otros países y a los que nunca han visto en realidad o, incluso, con los que nunca han hablado, limitándose al intercambio de mensajes o de correos electrónicos. En ellos, los niños dicen a sus amigos digitales cosas que ni en sueños se atreverían a decir en la vida real y revelan información personal con gran rapidez. Los padres deben explicar a sus hijos que las conversaciones digitales no son iguales que las conversaciones que se mantienen en el mundo real y han de hacer todo lo posible para conseguir que tomen conciencia de que, en realidad, no se sabe con quién se está chateando ni quién está del otro lado de la pantalla del ordenador. Antes de nada, los niños necesitan preguntarse a sí mismos si se sentirían cómodos manteniendo ese mismo tipo de conversación con alguien cara a cara; si compartirían muchos de los detalles personales que revelan *online* con una persona a la que acabaran de conocer en la vida real.

Grooming online

El *grooming*, también conocido como engaño pederasta, es un proceso durante el cual alguien entra en contacto con un menor con intención de abusar sexualmente de él, ya sea de manera física o virtual.

Por desgracia, el anonimato en el mundo virtual ofrece múltiples oportunidades de practicarlo. Así, una persona puede aparentar ser un niño y usar una imagen infantil en su perfil, para entablar «amistad» con un niño o una niña en las redes sociales o en un juego virtual. Puede entablar conversación con el niño en un chat y compartir con él o ella historias que sepa que le pueden interesar o comentar sus pasatiempos favoritos o sus intereses comunes. De lo que se trata es de establecer una relación para que su potencial víctima confíe en él. Es esencial que todos los niños que navegan por Internet sepan qué es el *grooming* y cómo lo practican los acosadores. Sin embargo, a menudo, los padres se sienten preocupados y confusos en lo que respecta a la manera de explicarles a los niños de menor edad este tipo de peligros.

Lo más importante que un padre o una madre pueden hacer es intentar transmitir a sus hijos la idea del peligro que entrañan los extraños en el mundo *online* y hablarles del *grooming* (de un modo acorde a su edad). La educación en este aspecto se ha de poner en práctica pronto y con frecuencia. Es preciso explicarles que en la red las personas no son siempre las que dicen ser. Los pequeños a menudo ven las redes sociales como una especie de concurso de popularidad y creen que cuantos más amigos o seguidores tengan mejor. Sin embargo, un niño en edad de latencia nunca debe aceptar una petición de un amigo que no conozca en la vida real. Él o ella, preferiblemente con ayuda de sus padres, debe comprobar una y otra vez que está interactuando con la persona que creen y que el titular de la cuenta a la que se dirigen es efectivamente la persona que dice ser. ¿Es siempre esa persona la que el niño cree que es?

Lo mismo vale para el envío de mensajes y los chats. Como pauta general, un niño en edad de latencia nunca debe chatear con extraños ni aceptar acceder a un chat privado con alguien que no conoce. Debes enseñar a tu hijo que, si un extraño le envía un mensaje o intenta entablar una conversación virtual, es *imprescindible* que te lo haga saber, al igual que sucedería si alguien desconocido intentara entablar una conversación con él en la calle o en el parque. Aun en el caso de que tu hijo no navegue por la red sin la supervisión de un adulto (supervisión que yo recomiendo encarecidamente), es necesario que mantengas estas conversaciones con él o ella. Los niños deben ser conscientes de lo que es la red y saber manejarse en ella.

Es preciso mostrarse especialmente precavido cuando los niños juegan a juegos en modo multijugador, en los que es fácil interactuar con extraños. Como ya he dicho, los niños en edad de latencia solo pueden jugar e interactuar *online* con personas que conozcan en la vida real.

A los pequeños se les debe hablar de la información que proporcionan a sus interlocutores cuando están conectados *online*. Por ejemplo, un niño en edad de latencia nunca debe decirle ni comunicarle por ningún medio a nadie su nombre completo, la dirección de su casa o su dirección de correo electrónico, su número de teléfono ni el nombre de su colegio a ninguna persona que no conozca en la vida real. Conviene asegurarse, asimismo, de que no utiliza un nombre de usuario que revele algún tipo de información o que resulte parecido, aunque sea remotamente, a su nombre real. Es preciso, pues, explicarles, sobre todo a los más pequeños, que cualquier cosa que compartan *online*, como nombres de usuarios, imágenes o comentarios, puede dar pistas sobre quién es y abrir la puerta a que alguien aparente conocerlo sin que sea así. Nadie podría pensar que, si un extraño se acercara a tu hijo en el parque y le pidiera su nombre y su dirección él se la daría; en cambio se trata de algo que sucede, mucho más a menudo de lo que habitualmente se piensa, en el mundo virtual.

Lo fundamental para los padres es que sepan comunicarse con sus hijos y permanecer alerta; conseguir que les muestren los sitios que frecuentan y todo lo que hacen *online*; saber explicarles que, cuando están conectados *online*, los padres tenemos la obligación de comportarnos como detectives permanentemente. ¿Cómo podemos saber que la persona con la que tus hijos se comunican tiene la edad que dice tener? ¿Qué saben de ella? ¿Han visto alguna vez una foto suya? Una vez más, es esencial que comprendan que el mundo virtual no es igual que el mundo real y que, en aquel, no es posible tomar las cosas al pie de la letra. En el mundo real sabemos quiénes son los profesores y quiénes los policías. Sabemos dónde trabajan y la indumentaria que llevan.

Hace unos días, mi hijo pequeño paseaba despistado por el parque y perdió de vista a la persona encargada de cuidarlo, que había ido a otra parte a ocuparse de algo. Se encontraba algo perdido, pero sabía que le bastaba con acercarse a alguna de las madres de los otros niños para que le ayudara a encontrar de nuevo a su cuidadora. Le pregunté que cómo sabía a quién debía preguntarle y me respondió que me había visto hablar con esa madre, por lo que sabía quién era él. Los niños utilizan esa capacidad de discernimiento continuamente. Casi sin darnos cuenta, les enseñamos a estar alerta de manera constante, a buscar a alguien que sepa reconocerlos, a distinguir a un adulto que lleve una etiqueta con su nombre o un uniforme. En cambio, en el mundo virtual no hay nada que se pueda ver realmente y nunca sabemos si estamos interactuando con una persona que sea segura y que nos ayude si nos encontramos perdidos. Por otro lado, en el mundo real los niños pueden sentirse nerviosos al abordar a un adulto, mientras que en el entorno virtual no tiene más que chatear con cualquiera mientras comparten un juego con él. A nosotros nos es imposible aplicar nuestra capacidad de criterio *online*, en tanto que se trata de un medio en el que nada puede ser comprobado ni demostrado. De modo, pues, que hemos de conseguir que los niños entiendan que no hay modo de saber con quién se están relacionando en la red. Una vez más, el mensaje más seguro es el siguiente: no mantengas ninguna conversación en un chat con una persona que no conozcas. En cualquier caso, siempre es necesario que animes a tus hijos a acudir a ti cada vez que se sientan bloqueados o inseguros por este tipo de situaciones.

Compartir imágenes inapropiadas

Me consta que los niños de tan solo 10 y 11 años comparten habitualmente imágenes inapropiadas *online*, pero sé también que los padres generalmente prefieren enterrar la cabeza en la arena como los avestruces cuando se trata de abordar este problema. Suelen pensar que eso es algo propio de adolescentes y que, a su edad, sus hijos no harían esas cosas; y sin embargo sí las hacen, y con frecuencia. Los niños de esas edades carecen de la madurez emocional necesaria para enviar o hacer circular imágenes explícitas de sí mismos, y conozco casos de preadolescentes de esas edades cuyas vidas se han visto devastadas como consecuencia de ello. Hace poco hablaba con un muchacho de 15 años sobre ese tipo de imágenes inapropiadas. Me dijo que todos los jóvenes de su edad habían enviado o recibido alguna foto sexualmente explícita alguna vez. Fue algo que a mí me sorprendió mucho, pero que a él le parecía algo normal, algo cotidiano.

Si le compras a tu hijo o a tu hija un teléfono móvil con cámara, es fundamental que establezcas previamente las correspondientes reglas sobre su uso antes de dárselo. Puede sonar tal vez dramático, pero hay que tener en cuenta que le estás dotando de un medio que puede llevarlo a hacer cosas que tengan consecuencias devastadoras e irreversibles. La mayor parte de los niños y niñas saben, de una manera que podríamos llamar connatural, que mostrar imágenes explícitas de sí mismos no es una buena idea. Sin embargo, al chatear en las redes con otro niño pueden interpretar la solicitud de ese tipo de imágenes como una manifestación de mutua intimidad o como una especie de juego o de demostración de audacia, actuando sin pensar en las posibles consecuencias. Lo malo del asunto es que una vez que un niño o niña envía una imagen de esta índole pierde su control sobre ella. El receptor tiene una imagen suya, y puede hacer lo que quiera con ella. A menudo las chicas envían imágenes mostrando sus pechos o el escote, los incipientes adolescentes que las reciben toman esas imágenes como una especie de trofeo, y desean mostrárselas a sus amigos. Sin apenas darse cuenta, la foto de la niña circula por todo el colegio y las consecuencias de ello pueden ser devastadoras.

Esos son los casos en los que los niños y preadolescentes se dan cuenta de la condición permanente de Internet. Incluso una imagen de Snapchat puede perpetuarse obteniendo una captura de pantalla de ella antes de que desaparezca. En cierta ocasión estuve trabajando con un muchacho que, cuando tenía 12 años, fue embaucado por un grupo de chicas para que les enviara una foto de su pene. Ellas compartieron la imagen con otras y la foto circuló por todo el colegio. El niño fue objeto de burlas y de acoso y terminó por dejar de ir a clase durante 2 años, por lo humillado que se sentía. No pudo sobreponerse a lo que esas niñas le habían hecho. Era algo que no hacía más que darle vueltas en la cabeza y que le impedía continuar yendo a clase. Aquella decisión equivocada acabaría por afectar a toda su adolescencia.

Siento que nunca les insisto lo bastante a los padres en que se trata de un fenómeno real, de algo que está sucediendo y que debe ser abordado. Los niños necesitan pensar en el tipo de imágenes que comparten en el mundo virtual, y necesitan saber que, una vez que algo se ha subido a la red, es muy difícil conseguir que desaparezca de ella. Cuando los padres sospechen que su hijo o su hija en edad de cursar enseñanza primaria comparten o reciben imágenes inapropiadas, deben intervenir de inmediato. Han de explicar a sus hijos que no hay en absoluto necesidad de que hagan algo como eso. Ciertamente, ese tipo de actuaciones no hará que ellos les gusten más a los demás. Todo lo contrario; les hará más vulnerables, ya que esas fotos serán compartidas con mucha gente. Los niños y niñas que se encuentran en esa situación necesitan hablar con una persona mayor y solicitar ayuda. Cuando se trata de niños en edad de latencia, no cabe posibilidad de negociación en estos casos. La única opción es la negativa tajante.

Ciberacoso

Childline ha registrado un aumento del 88% en las llamadas en las que se requiere ayuda por acoso *online* en los últimos 5 años. Algunas de estas llamadas se refieren a casos de niños de apenas 7 años. Casi un tercio de ellas denuncian que el acoso se ha producido en juegos en Internet o en redes sociales[3]. Un estudio realizado en Estados Unidos puso de manifiesto que el 87% de un total de 1.502 niños y jóvenes de edades comprendidas entre los 10 y los 18 años declararon haber sido testigos de casos de ciberacoso[4]. El efecto del ciberacoso sobre los niños de menor edad puede ser muy grave. Los niños en edad de latencia no disponen de los recursos emocionales necesarios para afrontar los asoladores efectos del hecho de sentirse acosado, muy especialmente cuando ese acoso reprobatorio o humillante se produce a través de las redes sociales. Con frecuencia, el acoso *online* se centra en críticas a mensajes o fotografías subidas a la red por los niños. Este tipo de acoso se fundamenta la mayoría de las veces en la generación de sentimientos de vergüenza en los más pequeños, y puede tener trágicas consecuencias psicológicas. Cuando los niños sufren ciberacoso sienten que no hay escapatoria. El acoso no se limita al recreo en el colegio o al juego en el parque; puede producirse en cualquier contexto y no hay lugar seguro en el que pueda eludirse.

Entre las diversas modalidades de ciberacoso se cuentan las siguientes:

✪ Envío de mensajes de texto amenazantes o abusivos.

✪ Obtención y difusión de imágenes o vídeos comprometedores.

✪ *Trolling*: término empleado en la jerga virtual para designar el envío de mensajes amenazantes u ofensivos en las redes sociales, los chats o los juegos *online*.

✪ Exclusión de ciertos niños de los juegos, actividades o grupos de amigos virtuales.

✪ Creación de sitios o grupos de incitación al odio hacia un niño en particular.

✪ Inducción de los niños a que se autolesionen.

✪ Organización de votaciones ofensivas (¿Cuál es la chica más fea de la clase? ¿Cuál es el chico con más granos de la clase?).

✪ Creación de cuentas *online* falsas o apropiación o robo de identidades virtuales para avergonzar a un niño o niña o para crearle problemas suplantando su identidad.

✪ Envío de mensajes o de imágenes de contenido sexualmente explícito (lo que en la jerga de Internet se conoce como *sexting*).

✪ Presión sobre los niños para que envíen imágenes de contenido erótico y para que participen en conversaciones sobre sexo.

Muchos padres tienden a pensar que el ciberacoso es algo que afecta a otros niños, no a sus hijos. En mi trabajo, suelo estar en contacto con numerosos centros de enseñanza secundaria y todos y cada uno de ellos han tenido en un momento u otro dificultades relacionadas con el ciberacoso, el *sexting* o la explotación de sus alumnos. Tras hablar con innumerables profesores y jefes de estudios, puedo afirmar con toda certeza que es un fenómeno que se da en todos los cursos, y tanto entre chicos como entre chicas. Es frecuente que los padres tiendan a ignorar el problema que, por otra parte, puede surgir en cualquier contexto. Si tu hijo lo ha experimentado personalmente, es fácil que sepa reconocer cuándo alguien está siendo acosado. Hace poco el colegio de mi hijo que cursa aún la enseñanza primaria nos envió a los padres una circular en la que informaba de la existencia de una nueva aplicación informática cuyos usuarios podían hacer comentarios anónimos y a través de la cual algunos de los niños del colegio y la habían sido víctimas de ciberacoso.

Ello demuestra que el fenómeno no es exclusivo de los adolescentes y que también afecta a los estudiantes de primaria, por lo que los padres de hijos en edad de latencia también han de estar atentos. Es importante hablar con los hijos del ciberacoso, igual que se habla con ellos del acoso en el mundo real. Es conveniente comentar todo aquello que ellos hayan podido experimentar o leído *online* y que puede resultarles hiriente. Lo fundamental es saber que estos comportamientos son formas de acoso, ya que, al proceder del anonimato que proporcionan los dispositivos digitales, son muchos los niños y jóvenes que no lo ven como tal. ¿Cómo se sentirá una persona cuando lea un comentario ofensivo contra ella? Es importante que tu hijo sepa ponerse en el lugar de la persona ofendida. ¿Cómo se sentiría él o ella si fuera el objeto de ese tipo de ofensas?

¿Qué sucede cuando el ciberacosador es tu hijo?

Dados el anonimato y la seguridad que proporcionan los medios digitales, hay muchos niños (y adultos) que creen que en la red pueden decir lo que quieran, sin que importe lo hirientes que puedan resultar sus comentarios y sin que haya consecuencia alguna. Sin embargo, ya desde una edad temprana, necesitamos enseñar a nuestros hijos a aprender a detenerse y reflexionar antes de enviar cualquier mensaje. ¿Se sentiría cómodo diciéndole de viva voz a un amigo en el patio del colegio o en el parque lo que está a punto de teclear? ¿Le parecería bien a sus padres o a sus profesores el contenido del mensaje que se dispone a enviar?

Tengo una amiga que suele decirles a sus hijos que, cuando están conectados *online*, siempre deben pensar que ella o su padre están detrás de ellos leyendo todo lo que teclean. Si lo que escriben en su mensajes no es apropiado para que lo vean sus padres, se trata del tipo de cosas que no deben decirse en un mensaje virtual. Las mismas normas que rigen las relaciones en el mundo real deben aplicarse en el mundo *online*. Otro punto que debe tratarse con los niños es la distinción entre comentar y compartir algo porque resulta gracioso o divertido y hacerlo con la finalidad de producir malestar y daño. Un estudio desarrollado en Estados Unidos, en el que participaron 500 niños y jóvenes de edades comprendidas entre los 11 y los 15 años determinó que el 15% de ellos reconocía haber practicado el ciberacoso alguna vez[5]. Los investigadores concluyeron que las chicas enviaban más comentarios humillantes o despectivos, mientras que entre los chicos era más habitual la práctica del ciberacoso mediante fotos o vídeos.

He aquí algunos puntos a tener en cuenta en caso de que tu hijo sea acusado de ciberacoso.

❂ Mantén la calma e intenta enfocar el problema desde una perspectiva abierta hasta que dispongas de toda la información precisa. Es probable que tiendas a experimentar sentimientos de enfado, preocupación y vergüenza, pero no debes permitir que tales sentimientos afecten a tu capacidad de valoración objetiva de los hechos.

❂ Habla con tu hijo o hija sosegadamente, analizando los hechos con detenimiento. Pregúntale qué ha sucedido, cuántas y qué personas están implicadas y cuánto tiempo ha durado el supuesto acoso.

❂ Pregúntale el motivo por el que envió o compartió los mensajes ofensivos. ¿Lo hizo porque lo consideró divertido o porque «molaba», o había alguna otra razón? ¿Había tenido algún enfrentamiento en la vida real con la persona a la que iba dirigido el mensaje? ¿Se trataba de una represalia por una ofensa anterior de la persona acosada?

❂ No le quites los dispositivos digitales que utiliza; son necesarios para que aprenda a utilizar las redes sociales e Internet de manera segura y correcta, por lo que la prohibición de su uso no resuelve nada y solo favorece, si acaso, que el comportamiento agresivo hacia los demás se acentúe (solo está justificada la retirada de los dispositivos, en cualquier caso temporal, nunca permanente, si la ofensa en la que el niño ha incurrido es muy grave).

❂ Cuando un niño comete ciberacoso ello significa que aún no es lo suficientemente responsable desde el punto de vista emocional para estar conectado *online* y para manejarse con corrección en las redes sociales. En estos casos es necesario limitar, o suspender, el tiempo que dedica al uso de medios digitales, con indicación expresa de que todos los mensajes que envíe se los enseñe previamente a su madre o su padre. Debe quedarle claro que, si demuestra que en último término puede actuar de manera adecuada, las limitaciones se relajarán o desaparecerán.

❂ Indica al niño que piense en cómo se siente la persona que ha recibido los mensajes o las imágenes denigrantes. Intenta que se dé cuenta del poder que pueden llegar a tener las palabras.

Estudio de caso

James, de 13 años acudió a mi consulta porque, como me indicaron sus padres, desde hace un tiempo, se mostraba profundamente deprimido, mantenía comportamientos autolesivos,
presentaba síntomas de ansiedad y se negaba a ir al colegio.
Su estado mental había ido empeorando en los últimos meses,
pero no les había dicho nada a sus padres, que estaban completamente desconcertados. El chico se mostraba muy reacio a
hablar de lo que le pasaba con nadie y de qué era lo que le hacía
sentirse así. Era evidente que necesitaba atención psicoterapéu-
tica urgente.

LAS SESIONES

Estaba claro que algo traumático le había pasado y que era algo
que le inspiraba verdaderamente mucho, mucho temor. Me llevó
varios meses establecer una relación con él lo suficientemente
sólida como para que pudiera decirme de qué se trataba.

«No puedo decir de qué se trata; él volvería a por mí».

Solo cuando le pregunté «¿Quién volvería a por ti?» pudo salir
a la luz su terrible historia. James me dijo que hacía 2 años,
cuando él tenía 11, había entrado a formar parte de un foro de
aficionados al monopatín. Había estado usando su PC en su
habitación y sus padres en ningún momento se cuestionaron qué
era lo que hacía mientras lo utilizaba. James estaba metido en
ese foro cuando otro chico empezó a chatear con él. No era nada
raro; James estaba acostumbrado a conversar con otros chicos a
través de la red. Su interlocutor le dijo que era un adolescente ya
mayor, que sabía mucho de monopatines, por lo que el muchacho estaba encantado de poder intercambiar mensajes con él.
A lo largo de varios meses esa persona había estado haciéndole

grooming, aunque James en realidad no se daba cuenta de lo que estaba sucediendo. Comenzaron a intercambiar mensajes privados, compartiendo experiencias y bromas. Con el tiempo el adolescente le pidió a James el número de su móvil para poder mandarle mensajes de texto y saber cuándo iba a estar conectado en el chat del foro, para que él pudiera conectarse al mismo tiempo. En cierta ocasión, sin saber muy bien cómo, su interlocutor apareció como caído del cielo en Face Time, la aplicación de telefonía con vídeo de los iPhones. Para horror de James, el supuesto adolescente tenía en realidad más de 50 años. Lo amenazó y le dijo que, si le hablaba a alguien de él, cosas terribles podrían pasarles a él y a su familia. Después obligó a James a representar una escena sexual para él. En los meses sucesivos aparecía cada pocos días en Face Time y forzaba a James a hacer lo mismo. En sus conversaciones James había mencionado a qué colegio iba y, en ocasiones, el individuo merodeaba por sus inmediaciones saludando desde lejos a James con la mano. Como es lógico, James estaba absolutamente aterrorizado. Ese hombre le provocaba un inmenso pavor y le había dicho que, si le contaba a alguien lo que le había pasado, podría matar a su familia o hacer público lo que había hecho y avergonzarlo ante todo el mundo. El miedo lo condenaba al silencio. Se comunicaba con aquel individuo por Face Time durante la noche y recibía continuos mensajes de él durante el día. El muchacho vivía atenazado por el pánico. Se había ido sumiendo en una depresión cada vez más profunda hasta caer en un completo estado de crisis. Sus padres no podían comprender el motivo y James se negaba a hablar del asunto.

LA INTERVENCIÓN

Cuando James reveló la información, aquel hombre aún mantenía contacto con él. Le expliqué al chico que lo primero que había que hacer era acudir a la policía y contarle lo que ese individuo había estado haciendo. James estaba aterrorizado y necesitó mucho apoyo, tanto mío como de la policía, para convencerle de que estaba completamente seguro y de que ese hombre no volvería a hacerle daño a él, ni tampoco a su familia. Al mismo tiempo había que hacerles saber a sus padres lo que estaba pasando, y James me pidió que lo hiciera yo. Evidentemente, se sintieron aterrados por completo, por lo que le había estado pasando a su hijo y por no haber intuido nada al respecto. Su madre en particular se sentía enormemente culpable por haber permitido que eso sucediera y por no haberse dado cuenta de que su hijo iba sumiéndose en una situación de depresión y abandono cada vez más profunda.

Después de todo lo que había tenido que pasar, sabía que, con toda certeza, aún quedaba mucho trabajo que hacer. Tuve que insistir para convencer a James de que estaba seguro y de que, una vez arrestado el acosador, los abusos habían terminado. Durante el proceso legal presté toda la colaboración que pude y, durante la terapia, le ayudé a comprender que lo que había pasado no era en absoluto culpa suya y que nada de lo que él había hecho había sido la causa de todos los hechos. También trabajé con el personal docente de su colegio para intentar optimizar su reintegración a las clases. Antes de todo aquello, el chico tenía muchos amigos pero, desde que comenzaron los abusos, parecía haberse aislado por completo del mundo. Cuando un niño se desconecta del grupo de sus compañeros resulta muy difícil conseguir que vuelva a reintegrarse. El proceso podría compararse con una carrera de fondo: todo el mundo se esfuerza por mantener el ritmo, mientras que tú pareces haberte detenido a descansar. Cuando miras a tu alrededor ya no queda nadie; estás tú solo. En realidad, la vida discurre rápidamente de ese modo. Tuvimos que trabajar duro para reconstituir los vínculos sociales de James en el colegio y para lograr que ganara confianza y volviera a salir y a pasar tiempo con sus amigos. Sentía un gran temor ante cualquier cosa que le recordara la que antes era su afición favorita, montar en monopatín. Me puse en contacto con sus compañeros para que, cuando estuviera tranquilo, lo llevaran otra vez al *skatepark*. Poco a poco fue recuperando su antigua pasión por el monopatín.

EL RESULTADO

El abusador de James fue investigado y se descubrió que acosaba a otros niños. El acusado admitió sus crímenes y en la actualidad está en la cárcel. Gradualmente, James volvió a ir al colegio, al principio con clases a tiempo parcial, hasta integrarse del todo en los planes de estudios normales. Como es lógico, necesitó clases de refuerzo para recuperar todo el tiempo que había perdido. Asimismo recuperó algunas de sus antiguas amistades.

Se sentía tan traumatizado por lo que había pasado y tan inseguro por todo lo que tuviera que ver con Internet que no quería ni oír hablar de la red. Le dije que eso no era una postura realista, y le ayudé a afrontar sus temores y a ir volviendo poco a poco a conectarse *online*. No fue en absoluto un proceso rápido para él. Tuvieron que pasar varios meses de terapia hasta que su estado mental volvió a estabilizarse de nuevo.

Señales de alarma

Si tu hijo cumple algunas de las condiciones que se exponen a continuación, ello puede ser indicio de que está sufriendo algún problema de ciberacoso o *grooming*. En caso de que sospeches que está implicado de algún modo en un proceso de ciberacoso, ya sea como acosador o como víctima, es necesario que te pongas en contacto con su colegio, en caso de que el otro niño o niña implicado estudie en el mismo centro. En la actualidad todos los centros docentes deben disponer de directrices sobre el uso seguro de Internet, por lo que pueden ayudar en este tipo de problemas. Los colegios también están en condiciones de ofrecer asesoramiento a los niños que han experimentado formas graves de acoso. Asimismo es conveniente ponerse en contacto con el médico de atención primaria para que asigne los pertinentes servicios de salud y asesoramiento locales o, en su caso, determine la intervención de los organismos de protección de la infancia que corresponda.

❖ Tu hijo parece presentar episodios de ansiedad, llora con frecuencia y se encuentra deprimido, o bien tiene cambios bruscos y extremos de estado de ánimo.

❖ Se muestra malhumorado y agitado de un modo que nunca había manifestado antes.

❖ Se muestra reacio a ir al colegio.

❖ Ha cambiado sus amistades: no vuelve a hablar de algunos de sus antiguos amigos.

❖ Presenta alteración de los patrones de alimentación/sueño.

❖ Se muestra reservado en lo que respecta al tiempo que pasa con sus dispositivos de pantalla, cosa que no hacía antes. No usa esos dispositivos delante de otras personas.

❖ Súbitamente, pasa mucho más tiempo que antes conectado *online*.

Algunas soluciones para mantener a tus hijos seguros en las redes sociales

⊃ Enseña a tus hijos a expresar con sinceridad cualquier hecho que les haga sentirse molestos o a disgusto relacionado con el uso de los dispositivos *online*. Fomenta activamente una actitud abierta y de comunicación fluida.

⊃ Utiliza configuraciones de privacidad en los dispositivos. No son infalibles pero ayudan. Aprende cómo funcionan estas configuraciones en las redes sociales que utilizan tus hijos y enséñales cómo controlar la información, dependiendo de que quieran difundirla públicamente o en privado. Haz que las cuentas de Instagram y Facebook que emplean tus hijos sean privadas, o estén protegidas, de modo que solo las personas que ellos aprueben puedan acceder a sus fotografías y mensajes. Comprueba las configuraciones de privacidad con regularidad.

⊃ Cuando sean lo bastante mayores, enseña a tu hijos cómo bloquear o denunciar a alguien.

⊃ Si un niño en edad de latencia tiene cuentas en redes sociales, sus padres siempre deben tener acceso a ellas, con objeto de controlar lo que envía o comenta en ellas. Los padres han de conocer también todas las contraseñas de las cuentas de su hijo para poder vigilar cualquier eventualidad en la red.

⊃ Habla con tu hijo antes de que entre en las redes sociales y establece una serie de normas con las que tú y el niño o la niña os encontréis cómodos. Algunos padres llevan estas normas al extremo, insistiendo en que su hijo no envíe ningún mensaje *online* sin que ellos lo aprueben previamente, o hacen que los niños registren sus cuentas en sus propios móviles, para poder tener siempre controlada su actividad en las redes.

⊃ Habla con tu hijo sobre la seguridad *online*. Un niño en edad de latencia nunca debe compartir en las redes sociales su nombre completo, la dirección de su casa o la de su correo electrónico, ni el nombre del colegio en el que estudia, con personas que no conoce.

⊃ Los niños solo deben permitir el acceso a sus cuentas en redes sociales a personas que conocen en la vida real.

⊃ Enseña a tu hijo a reflexionar antes de enviar un mensaje en las redes sociales, cuando hace comentarios críticos sobre otras personas o sobre mensajes de otras personas. Indícales que piensen si se atreverían a decirle eso cara a cara al destinatario. Si la respuesta es no, es algo que tampoco pueden decir en el mundo virtual.

⊃ Anima a tu hijo a que te cuente las malas y buenas experiencias que ha tenido en las redes sociales. Refuerza su confianza diciéndole que puede acudir a ti siempre que vea o lea algo que le resulta desagradable o le inquiete.

⊃ Traslada el concepto de «peligro de los extraños» al mundo virtual: háblale del *grooming* (en términos apropiados para su edad). Explícale que en la redes sociales las personas no siempre son las que dicen ser. ¿Conoce a las personas con las que interactúa *online* en el mundo real? Deja claro que puede hablar contigo de cualquier cosa que le produzca turbación o que no sepa cómo abordar. Los padres deben asegurarse de que, siempre que sea posible, los niños en edad de latencia utilizan los dispositivos digitales en espacios comunes de la casa, por ejemplo, el salón, o la cocina, y no en su dormitorio, de manera que siempre se pueda echar una ojeada a lo que está viendo y haciendo.

➲ Se ha de controlar lo que los niños ven en la red. Es conveniente establecer los pertinentes filtros, en el dispositivo o en la conexión wifi, de manera que no puedan acceder a sitios de contenidos inapropiados.

Capítulo 8

El mundo *online* para los niños con necesidades especiales

Por qué los niños con necesidades especiales son más vulnerables a los efectos del mundo *online* y es posible que necesiten más tiempo de pantalla, en lugar de menos

Si el tiempo de pantalla es ya en sí un problema para la mayoría de los padres, puede serlo aún más para los padres de niños con trastorno del espectro autista (TEA), ya que este se asocia a una fuerte tendencia a obsesiones que, en muchos niños, particularmente varones, recaerá en el uso de dispositivos electrónicos, de Internet y de videojuegos. Por regla general, el número de niños con autismo tiende a ser superior al de niñas con este mismo trastorno, en una proporción de cinco a uno. Todavía no estamos del todo seguros del motivo de este sesgo por género. Realmente no sabemos si el autismo afecta en mayor medida a los hombres que a las mujeres o si lo que ocurre es que el proceso de evaluación es más eficaz para identificar a los niños que a las niñas con autismo. También es cierto que las niñas suelen ser capaces de enmascarar mejor sus problemas sociales. Es posible que presenten habilidades sociales superficiales, lo que significa que no se detecta de manera inmediata que tengan dificultades en el ámbito social.

En una ocasión una madre me contó entre lágrimas que se había visto obligada a bloquear todos los dispositivos electrónicos de la familia porque no encontraba otra manera de controlar el tiempo de pantalla de su hija autista. La niña había llegado a un punto en el que, día tras día, veía los mismos vídeos musicales en You Tube y jugaba al mismo juego *online*. La madre había tenido que buscar maneras cada vez más ingeniosas de esconder los dispositivos y su hija ponía la casa patas arriba intentando encontrarlos. Nadie en la casa podía utilizar un dispositivo electrónico si ella estaba despierta e incluso había empezado a asaltar a los invitados en un intento por conseguir sus móviles si los utilizaban delante de ella. La madre estaba agobiada y se sentía superada por las circunstancias.

Gracias a mi trabajo, sé que los dispositivos digitales pueden ser un arma de doble filo para los niños con necesidades especiales. Para muchos de ellos, el mundo *online* es su campo de acción natural. El modo en el que los chicos y las chicas con un trastorno del espectro autista procesan la información pone de manifiesto su tendencia a un abordaje más centrado y detallado; en general, se sienten atraídos por patrones, repeticiones y secuencias. A menudo, ello implica que tienen poderosas aptitudes para los medios digitales, que les resultan además muy atractivos. El lenguaje informático en el que se basa el mundo digital es un sistema binario. Es lógico, concreto y en blanco y negro. No existe una escala de grises. Esta manera de procesar o comprender la información es sinónimo de un estilo de pensamiento autista y a los niños con autismo puede resultarles más fácil entender el mundo digital que las más imprevisibles áreas «grises» de las interacciones humanas/sociales. Por esta razón puede constituir un refugio para los niños con TEA, pues su pensamiento cognitivo les otorga ventaja sobre sus coetáneos sin TEA. Es un área en la que pueden sobresalir, en contraposición a los problemas con los que se enfrentan en el mundo «real».

Sin embargo, el inconveniente para los niños que encuentran refugio *online* es que es posible que tiendan a considerar que el mundo «real» es un lugar mucho menos atractivo en el que vivir y comiencen a tener una vida más virtual que «real». Cuando esta tendencia se combina con el elemento obsesivo natural de muchos niños, los padres pueden encontrarse con un problema verdaderamente importante.

Niños con TDAH

Muchos niños con trastorno por déficit de atención e hiperactividad (TDAH) se sienten también atraídos por los medios digitales. En particular suelen gustarles los juegos o las actividades digitales que ofrecen un alto nivel de estimulación multisensorial, como ruido, sonidos y movimiento. Por esta razón los dispositivos digitales pueden resultar más estimulantes o atractivos que la televisión y atraen de manera especial a los niños con TDAH. Los padres de niños con TDAH suelen relatar que sus hijos solamente están quietos y concentrados en algo cuando se encuentran delante de un dispositivo digital. Esto se debe a que uno de los síntomas fundamentales del TDAH es la incapacidad para controlar la atención y dirigirla hacia donde se desea que recaiga. Las personas con TDAH se distraen con mucha facilidad y les cuesta mantener la constancia en una tarea. A todos nos puede costar centrarnos en las cosas, especialmente si estas no nos resultan muy interesantes o estimulantes. Pero para las personas con TDAH el umbral de atención se encuentra mucho más alto. Las cosas deben ser muy sonoras y brillantes y visualmente atractivas para mantener su atención. Por eso los juegos de ordenador mantienen tan bien la atención de niños, y adultos, con TDAH.

Aunque los niños con un trastorno del espectro autista se sienten atraídos por los dispositivos digitales, esta tendencia causa a menudo problemas, ya que estamos empezando a constatar que sus necesidades especiales les hacen particularmente vulnerables a ciertos efectos del tiempo transcurrido frente a una pantalla electrónica.

Obsesión con el tiempo de pantalla

Investigadores en este campo han observado en los niños con TEA uso de los dispositivos de pantalla mayor que el de sus coetáneos de la población general. En un estudio se comparó el tiempo de pantalla de niños con TEA frente a sus hermanos sin ese trastorno. Los niños con un trastorno del espectro autista pasaban un 60 % más de tiempo jugando a videojuegos y viendo la televisión que dedicados a todas las demás actividades combinadas que no requieren el uso de pantalla alguna. Pasaban poco tiempo en páginas de redes sociales. De la misma forma pasaban más tiempo viendo la televisión y jugando a videojuegos que participando en actividades físicas o sociales, mientras que sus hermanos dedicaban más tiempo a actividades que no requieren uso de pantallas digitales[1].

El estudio de investigación constató, asimismo, que los niños y adolescentes con TEA presentan niveles más elevados de uso problemático o adictivo de los videojuegos. El mismo estudio determinó también que la utilización problemática de los videojuegos tenía una conexión importante con el déficit de atención y el comportamiento de oposición. Los chicos varones con TEA que se divertían con los juegos de rol arrojaban niveles más altos de utilización problemática de videojuegos y conducta problemática, con rasgos tales como discutir, negarse a seguir instrucciones y mostrar agresividad[2].

Puedo decir que tengo experiencia en el trabajo con niños y jóvenes con TEA y he ido dándome cuenta de las dificultades que experimentan en relación con el uso de dispositivos digitales.

Desregulación e hiperreactividad

La deficiente regulación del estado emocional se denomina *desregulación*. Si has visto alguna vez a un niño pequeño ponerse muy nervioso frente a una pantalla, sabrás a lo que me refiero exactamente. Es posible que de repente se muestre furioso, agitado, tenso o triste -quizá el juego al que está jugando no está yendo como él quería o ha perdido o le han matado-. O podría describírsele como «hiperactivo»: salta y grita mientras se encuentra frente al dispositivo digital o inmediatamente después de dejarlo. Su cuerpo está experimentando también una reacción física: su frecuencia cardíaca y su presión arterial son altas, su organismo libera adrenalina y se muestra agitado y agresivo. Es como si estuviera en «modo lucha» con el dispositivo, al mismo tiempo que está demasiado inmerso en el juego como para parar. Es así como se comportan muchos niños con los dispositivos electrónicos, aunque los niños con TEA tienen a menudo mayor dificultad para regular sus emociones, de manera que el efecto descrito puede producirse más rápidamente y de manera más intensa. El mantenimiento de un estado de desregulación emocional no es bueno para el bienestar físico ni psicológico del niño. No es bueno para su cuerpo mantenerse en esta subida de adrenalina, persistir en el modo de lucha o huida durante largos períodos de tiempo y tampoco es beneficioso para ellos, desde el punto de vista psicológico, experimentar una tensión psicológica que les mantiene demasiado alerta, angustiados y agobiados.

Los niños con TEA y TDAH presentan a menudo un desequilibrio en su sistema de dopamina. Niveles altos de dopamina dan lugar a que el cerebro corra, y lo sobrecargan, mientras que niveles bajos afectan a la atención y a la concentración. Algunos médicos dicen que esto explica el tiempo de pantalla en estos niños: buscan un impulso de dopamina porque su propio sistema de dopamina es perezoso.

Un fármaco habitualmente utilizado en niños con TDAH es el metilfenidato, que actúa aumentando los niveles de dopamina[*].

Problemas para dormir

En torno al 50-80% de los niños con autismo tienen problemas importantes para conciliar el sueño y mantenerlo. También es posible que presenten bajas concentraciones de melatonina, la hormona que ayuda a regular el sueño. Un estudio ha observado que el uso prolongado de videojuegos, así como de televisores y ordenadores en el dormitorio, puede contribuir a los problemas del sueño en niños varones con autismo. Además, los investigadores han apreciado una importante asociación entre el número total de horas al día que pasan jugando a videojuegos y el número de horas de sueño en los niños varones[3]. Cuando trabajo con niños con TEA mi consejo es que se preste atención especial al desarrollo de una buena rutina ligada al momento de irse a la cama y de unos buenos hábitos de sueño y que se limite o evite el uso de dispositivos electrónicos antes de acostarse el niño.

Mayor riesgo de ciberacoso

Los niños con algún trastorno del espectro autista muestran dificultades para valorar situaciones sociales y comprender los sutiles matices sociales que otros niños de su edad serían capaces de captar. Estas dificultades conllevan un mayor riesgo *online* para ellos, en la medida en que no son capaces de interpretar una situación con facilidad y se hallan más expuestos al abuso o al acoso. Esto significa que requieren una labor adicional de orientación por parte de los padres. Un estudio observó que los niños con necesidades educacionales especiales arrojaban una probabilidad 16 veces más alta de ser objeto de cibera-

---

[*] Cualquier fármaco ha de ser prescrito por el médico especialista. En este caso, ha de ser prescrito o supervisado por el neurólogo o neuropediatra.

coso continuado[4]. Algunos de los retos de carácter social a los que se enfrentan los niños con TEA en el mundo real también les ocasionan problemas en el mundo digital. Muchos niños con un trastorno del espectro autista me hablan de las dificultades que encuentran a la hora de entender mensajes de texto o de hablar *online* con alguien porque no tienen la información adicional que proporcionan las expresiones faciales y el lenguaje corporal, que les ayuda a comprender lo que les están diciendo. Por otro lado, algunos niños con TEA son más valientes cuando tratan con alguien no cara a cara y por ello dicen cosas a través de las redes sociales que quizá no dirían en la vida real. He visto también a niños con TEA caer en la trampa de olvidar que los actos *online* pueden tener consecuencias en la vida real.

Además, por las razones ya mencionadas, los niños con TEA son particularmente propensos al *grooming* o engaño pederasta *online*, por parte de adultos, de modo que, en su caso, es más importante que en ningún otro que los padres vigilen el tiempo que pasan sus hijos con dispositivos electrónicos y que sepan lo que hacen cuando están conectados *online*.

Tiempo de pantalla en lugar de tiempo social

Esta es una de mis mayores preocupaciones en lo referente a niños con TEA. El mundo virtual les brinda la oportunidad de construir relaciones sociales y de comunicarse con otros de un modo que les resulta difícil cara a cara. En el mundo digital pueden entablar relación con otro joven de un modo estructurado en torno a una actividad compartida (jugar una partida *online*, por ejemplo) y ello les permite tener algo de qué hablar y mantener una conversación. Sin esta estructura, les costaría mantener una interacción social y saber qué decir. A los niños a los que les resulta difícil hacer amigos, el tiempo de pantalla les proporciona un modo de socializar y puede realmente ayudar a estimular la confianza en sí mismos y la autoestima. Además, les ofrece un elemento para encajar, es decir, algo en común con sus compañeros del colegio.

Los problemas surgen cuando los dispositivos electrónicos se convierten en sustitutos del mundo real. Por desgracia, lo he visto en muchos niños con TEA: cuanto más difíciles son para ellos las cosas en el mundo real, más se refugian en el mundo virtual, donde se sienten más seguros. Si les resulta difícil la enseñanza escolar, no son capaces de hacer amigos y les cuesta socializar, los dispositivos digitales pueden convertirse en un refugio. El dispositivo digital no te hace ningún comentario, no tienes que averiguar lo que el otro está tratando de decirte y ello supone un gran alivio para estos niños.

Y es aquí donde a los padres se les presenta un dilema. Existe una fina línea de separación entre dejar que los niños hagan algo que les divierte y que se les da bien de un modo natural y asegurarse de que los dispositivos electrónicos no se convierten en un obstáculo para todo lo demás. No hay que dejar que el mundo digital ocupe el lugar de las relaciones sociales. No podemos dejar que los niños desarrollen una dependencia del mundo virtual, particularmente en la edad de latencia, cuando están tratando de desarrollar sus habilidades sociales. Los niños con TEA necesitan mucho apoyo y ayuda cuando se trata de socializar, pero evitar las ocasiones de hacerlo no les ayuda a largo plazo.

¿Qué pueden hacer los padres?

Es importante que los padres estén atentos a la posibilidad de que el tiempo de pantalla vaya aumentando más y más en la vida de su hijo y que actúen rápidamente para controlarlo tan pronto como se den cuenta de que este aspecto se está convirtiendo en un problema, mucho antes de lo que harían con un niño sin TEA. Aconsejo también a los padres con los que trabajo que se aseguren de mantener el equilibrio entre el tiempo que pasa su hijo delante de una pantalla y el tiempo que dedica a otras actividades, incluidas aquellas que le ofrecen la oportunidad de interactuar socialmente con otros niños.

La importancia de mantener una estructura y un horario

Insisto en que los padres de niños con TEA tienen que tener un plan de acción firme y bien estructurado. Recuerdo siempre a los padres que han de trabajar teniendo en cuenta la manera en la que su hijo entiende el mundo, ya que los niños con TEA pueden tomarlo todo al pie de la letra. Cuando se trata de niños sin este trastorno es posible ser un poco más elásticos y decirles que pueden pasar 2 horas al día delante de una pantalla y dejar que administren ellos el tiempo, pero ante un niño con TEA hay que ser mucho más concreto y establecer con precisión cuándo comienza el tiempo de pantalla y cuánto dura exactamente. De manera que, en lugar de decirles que tienen 2 horas al día para usar sus dispositivos digitales, pauta que para un niño con TEA puede resultar difícil de administrar, hay que proporcionarles parcelas de tiempo bien establecidas. Un horario visual funciona bien, así como un reloj que les avise de cuándo tienen que dejarlo, de manera que sepan exactamente cuánto tiempo les queda. Una tabla de «ahora y después» también puede ser una herramienta útil, pues les muestra lo que van a hacer cuando dejen el dispositivo electrónico, lo cual les ayuda a efectuar más fácilmente la transición hacia la siguiente actividad. Una tabla de «ahora y después» es una hoja en papel A4 dividida por la mitad. En la columna de la izquierda, arriba, se escribe «ahora» y en la de la derecha «después». A continuación se pegan símbolos o se hacen dibujos en la hoja para mostrar lo que está sucediendo «ahora» y lo que sucederá luego. Si se trata de un niño más hábil, se puede escribir en lugar de utilizar dibujos.

Es esencial que los padres acepten que probablemente ese tiempo de pantalla sea muy importante para su hijo con TEA. En ocasiones es la única área de su vida en la que estos niños perciben que tienen el control y en la que se sienten capacitados y tienen éxito. Sin embargo, hay que asegurarse de que existe un equilibrio: recuerda, todo el tiempo que pasan jugando o mirando aplicaciones o en YouTube ese tiempo que no dedican a otras tareas cruciales para el desarrollo y que son muy importantes para todos los niños en edad de latencia.

¿Más tiempo de pantalla en lugar de menos?

Los niños con TEA tienden a interesarse mucho por un tema concreto y a menudo muestran especial interés por un asunto, sobre el que les divierte investigar y hablar. Paso mucho tiempo hablando con niños con TEA y ahora sé mucho más sobre dinosaurios, vehículos (particularmente trenes), insectos, el espacio, Lego y Star Wars. Recuerdo a los padres que es importante compartir estos intereses con sus hijos. Si hay algo con lo que tus hijos disfrutan, entonces hay que ayudarles a buscar y reunir información en Internet. Para un niño con TEA, ese gran interés es comparable a tener amigos: es algo en lo que invierten mucho y que les aporta gran satisfacción, de modo que ha de ser reconocido y alentado por los padres.

Los efectos positivos del tiempo de pantalla

El mundo virtual, bien gestionado, puede ofrecer muchas oportunidades a los niños con TEA en edad de latencia. A menudo estos niños obtienen mejores resultados en los tests cuando los realizan de forma electrónica en lugar de con papel y lápiz.

Los investigadores están tratando de usar esta afinidad natural con las pantallas que tienen los niños con TEA para ver si es posible utilizar los dispositivos electrónicos para enseñar a los niños habilidades sociales. Expertos del UC Davis Medical Center de California están probando a enseñar a niños autistas a establecer contacto visual más fácilmente utilizando la realidad virtual. La idea es que, creando situaciones simuladas con caras que aparecen en la pantalla de un ordenador, los niños practiquen el contacto visual en una situación que a ellos les resulta cómoda.

Muchas aplicaciones están diseñadas específicamente para ayudar a los niños con TEA y así, por ejemplo, les muestran el comportamiento apropiado en situaciones sociales, les ayudan a comprender emociones y expresiones faciales y les proporcionan recursos y horarios visuales que les ayudan a manejarse en su día a día.

Cada niño es diferente

Los padres de niños con TEA, como todos los padres, tienen que averiguar qué es lo mejor para sus hijos. Sé, por mi trabajo clínico, que los niños con TEA pueden reaccionar de diferente manera ante distintos medios digitales. Algunos niños utilizan dispositivos digitales para relajarse y encuentran que el tiempo que pasan con la *tablet* les tranquiliza, concede un respiro a su cerebro y les ayuda a desconectar del mundo real. Para otros niños con TEA todo el tiempo que pasan conectados resulta demasiado estimulante. Observa a tu hijo cuando utiliza el dispositivo. Fíjate en su postura: ¿parece tenso, relajado, tranquilo y concentrado? ¿Te resulta fácil retirarle el dispositivo digital y cómo se comporta el niño después? Pronto descubrirás lo que le viene bien a tu hijo y lo que es excesivo para él.

Pocas veces defiendo la prohibición del uso de dispositivos electrónicos porque creo que la mayor parte de las veces resulta imposible llevarla a la práctica pero, en el caso de los niños con TEA, creo que los padres necesitan reglas distintas y posiblemente más estrictas. Puede que sea conveniente que los padres consideren una prohibición parcial de dispositivos en determinadas circunstancias o en determinados momentos del día para favorecer el desarrollo holístico de su hijo.

Estudio de caso

A Edward, de 7 años, le diagnosticaron autismo a los 4 años de edad. Tenía mucha facilidad de palabra, pero le costaba relacionarse. Después de haber sido un niño muy tranquilo, que seguía las reglas, fue derivado a mi consulta porque su comportamiento en casa se había descontrolado de manera repentina. Tenía rabietas, se tiraba al suelo y amenazaba con romper cosas en casa. Sus padres se esforzaban por controlar estos arrebatos. Algunos de estos comportamientos se reproducían también en el colegio y se había visto implicado en peleas con otros niños en el patio. Sus padres no podían entender qué era lo que causaba esa conducta.

LAS SESIONES

Lo primero que tuve que hacer fue llegar al origen de lo que estaba causando esas rabietas. Los padres de Edward no sabían qué era lo que las provocaba y tardé varias semanas en hallar una respuesta. Los padres de Edward mencionaron que el pasatiempo favorito del niño consistía en ver cosas en su *tablet*. Sin embargo, cuando les pregunté qué era lo que realmente miraba, me dijeron que no lo sabían. No eran videojuegos. Estaba tranquilo en su habitación buscando información sobre temas de su interés, que era lo que más le gustaba, de manera que le habían dejado hacerlo. Cuando le pregunté a Edward sobre el tiempo que pasaba con su *tablet* y qué es lo que concretamente más le gustaba admitió que había desarrollado una obsesión por tres juegos para mayores de 18 años, de contenido muy violento. Quería desesperadamente jugar a esos juegos, pero sabía que sus padres le habrían dicho que no. Y como era muy respetuoso con las reglas, todo este asunto de los juegos le ponía muy nervioso. Pensaba continuamente en ellos y reconocía que en el colegio estaba muy distraído. Utilizaba el tiempo que pasaba conectado para investigar sobre ellos y había encontrado algunos pantallazos de los juegos y un breve videoclip que miraba de manera obsesiva. Se sentía enfadado y frustrado: libraba una batalla interior y no quería hablar con sus padres de ello porque tenía miedo de que le quitaran la *tablet*. La mente de Edward estaba llena de pensamientos tristes y contradictorios sobre estos juegos. Por ello se mostraba casi siempre irascible y era fácil que estallara en una pelea o una reacción agresiva.

LA INTERVENCIÓN

Le expliqué a Edward que debíamos contarles a sus padres lo confundido y triste que se encontraba y que esa era la causa de que se comportara de un modo que le causaba problemas.

Sus padres se sorprendieron, pues no se habían dado cuenta de lo que había estado haciendo en la *tablet*. Pero no le dije a Edward que esos juegos eran inapropiados para su edad (como le habría dicho a un niño sin TEA), pues sabía que eso le habría causado una gran angustia y que podía provocar incluso más ira y conducta disruptiva. Les expliqué a los padres que teníamos que trabajar con su obsesión. Hablé con él sobre los aspectos de esos juegos que le interesaban de un modo especial. Resultó que le fascinaba la acción del juego, particularmente cuando implicaba lucha y violencia. Le interesaba mirar cómo se desarrollaba la pelea entre los personajes y también la manera en la que se infligían daño.

En lugar de insistir en esos juegos, lo animé a que buscara cosas como *Horrible Histories*, serie infantil de la televisión británica que, aun siendo horrible y macabra, resulta más apropiada para su edad. Él no era un niño violento, era muy tranquilo y pasivo, pero había desarrollado un intenso interés por la sangre y por el universo «gore».

También le permití hacer una búsqueda en la *tablet*, junto a su madre, de información sobre esos juegos violentos -cosas como quién los había diseñado, de dónde procedía la idea, cómo se había creado la animación, cuándo habían salido al mercado, cuántas copias se habían vendido. Después preparó un álbum digital de recortes con toda esta información, que me enseñó a mí y que enseñó también a otras personas.

EL RESULTADO

Investigar sobre los juegos y crear un álbum digital de recortes pareció ayudar a Edward a superar su necesidad obsesiva. Muy rápidamente su conducta se calmó, pues había dejado de luchar contra su tormenta interior y ya no tenía esa sensación de estar haciendo algo que no debía hacer. Cuando le permitimos alimentar esta obsesión, se sintió mucho más capaz de controlarla interiormente. Con el tiempo la obsesión empezó poco a poco a morir y Edward fue capaz de superarla -ahora le interesa algo totalmente distinto. Era su ansiedad por aquello por lo que estaba obsesionado lo que había causado los problemas, no la obsesión en sí misma. Sus padres también se dieron cuenta de que tenían que vigilar más de cerca lo que hacía su hijo con la *tablet*. Se pusieron de acuerdo para que la utilizara solo en la planta baja de la casa, donde estaban ellos, y establecieron que Edward tenía que contarles y enseñarles lo que buscaba en Internet. Le hicieron saber que estaban contentos de que tuviera intereses y le dijeron que les gustaría buscar con él cosas adecuadas para su edad.

Señales de alarma

Es posible que tu hijo tenga un problema si:

❖ Está obsesionado con el tiempo de pantalla hasta el punto de querer utilizar algún dispositivo durante horas y de negarse a hacer ninguna otra cosa.

❖ El tiempo de pantalla lo sobreestimula.

❖ El tiempo de pantalla le deja agotado o excesivamente agitado.

❖ El tiempo de conexión está imponiéndose y reemplazando poco a poco otros aspectos de su vida.

Algunas soluciones

⊃ Es posible que a los padres les resulte muy difícil controlar esta tendencia a la obsesión. Los padres de niños con estas necesidades especiales han de ser más firmes y constantes de lo habitual con sus reglas sobre el tiempo de conexión.

⊃ Han de intentar variar lo que el niño hace *online* y ofrecer algunas alternativas digitales. Para que dejen de obsesionarse con un juego o una actividad en particular, hay que conseguir que jueguen a algo distinto en su tiempo de pantalla. Hay que romper su rutina digital.

⊃ Deben aceptar que su hijo podría necesitar más tiempo de pantalla, no menos, cuando se trata de buscar algún tema de interés especial.

⊃ Hay que saber con quién interactúan *online* (para un niño en edad de latencia, deben ser solo personas que conocen en la vida real).

⊃ Es necesario que los padres hablen con el niño sobre cuál es el comportamiento apropiado que se ha de mantener *online* y que intenten enseñarle a reconocer si alguien está practicando alguna forma de ciberacoso. Deben animar al niño a compartir cualquier cosa que les haya alterado o les haya hecho sentirse incómodos.

⊃ Los padres deben ser conscientes de lo importante que es para ellos el mundo virtual. Para muchos niños con TEA, el mundo *online* es su campo de acción natural. La capacidad para conectar virtualmente les ofrece la oportunidad de construir relaciones sociales y de comunicarse con otros de un modo que puede resultarles difícil en la vida real.

Capítulo 9

Conexión entre tiempo excesivo de pantalla y violencia

¿Jugar a videojuegos hará que mi hijo sea violento? Cómo ayudar a los niños a comprender la diferencia entre fantasía y realidad

Hace relativamente poco tiempo un familiar compró un casco de realidad virtual cerca de mi casa y mis hijos y yo tuvimos la oportunidad de probarlo. Yo había jugado antes a algún videojuego y, para ser honesta, nunca me ha interesado especialmente ese mundo, pero lo probé por curiosidad y me dejó alucinada. Me enganchó de inmediato y me sorprendió lo absolutamente absorbente que resultaba. Cuando me puse el casco era, para todos los efectos, Batman y estaba combatiendo a los malos. Era increíblemente real. También observé la reacción de mi hijo de 8 años. De inmediato, se sintió atraído y quiso saberlo todo sobre ese artilugio -cuánto costaba, donde se compraba, a qué juegos se podía jugar. Pude ver que estaba pensando en la posibilidad de pedirlo para su cumpleaños o en Navidad.

Siempre he sido una persona abierta a los avances tecnológicos y sé que, en este sentido, la resistencia es inútil, pero aun así tengo mis reservas. Una de mis reservas en lo que respecta a desarrollos tecnológicos como la realidad virtual es que los niños en edad de latencia no están lo suficientemente maduros como para distinguir entre fantasía y realidad. Caen absorbidos por la acción a una velocidad increíblemente rápida y me preocupa que, a medida que la tecnología se desarrolle y resulte aún más realista, les cueste más desengancharse o volver al mundo no virtual. Y si se aplica la realidad virtual a un juego con armas de fuego en primera persona, entonces la violencia y la sangre se sienten increíblemente reales y la línea entre fantasía y realidad es aún más imperceptible para un niño.

En lo que respecta a mis hijos, aunque la tecnología sea bienvenida en nuestra vida familiar, siempre me he mantenido firme en cuanto a no dejarles jugar con juegos de contenido violento. Dejo a mi hijo en edad de latencia que se entretenga con juegos que incluyen conflictos, peleas y batallas, pero que son adecuados para su grupo de edad. Creo que los padres deben informarse sobre la agresión y la violencia presentes en los juegos destinados a los niños y decidir si se sienten cómodos dejando que sus hijos vean este tipo de escenas. ¿Son sus niños capaces de gestionar lo que están viendo? Siempre les digo a los padres: si dudas, mejor actuar con cautela. Poco tiene que ganar un niño expuesto a un contenido violento o agresivo. Puede caer en graves problemas, como pesadillas, problemas psicológicos y estrés innecesario.

Clasificación por edades de los juegos de ordenador y motivos por los que los padres deben respetarla

Los juegos de ordenador obedecen al sistema europeo de clasificación PEGI (Pan European Game Information). La clasificación de un juego informa de qué es apropiado para jugadores de esa edad o mayores: así, un juego clasificado como «7» es adecuado para niños de 7 años o mayores. Existen cinco grupos según el sistema de clasificación PEGI: 3, 7, 12, 16 y 18. Los niveles 3 y 7 tienen únicamente carácter de recomendación, de modo que son vinculantes para los vendedores, pero los niveles 12, 16 y 18 sí lo son. También se debería especificar, junto al rango de edad, la razón por la cual se ha dado al juego esa calificación -por ejemplo, lenguaje inapropiado o escenas de violencia o de sexo. Los padres deben saber que existen también sistemas de clasificación diferentes para juegos de móvil, *tablet* o de ordenador para jugar *online*. Por ejemplo, Minecraft tiene una clasificación +7, pero un «spin-off» llamado Minecraft Story Mode tiene una clasificación +12.

Mi opinión profesional es que los niños en edad de latencia no deben jugar a ningún juego recomendado para niños mayores de lo que son y que los padres deben respetar esas restricciones. Existen por algo. Sin embargo sé, por mi trabajo clínico, que esto no sucede. Es habitual encontrarme con niños de 11 años o incluso menores que juegan a juegos clasificados para 16 y 18 años, que contienen violencia explícita y brutal -juegos como Call of Duty, Halo y Grand Theft Auto. A menudo ocurre en familias en las que hay hermanos mayores que juegan a estos juegos. Los niños más pequeños se hallan expuestos a los juegos y para los padres resulta difícil controlar la situación.

Esto significa que niños pequeños están viendo y procesando material que puede afectarles emocionalmente y causarles alguna forma de desasosiego. Una vez que han visto algo, no pueden «desverlo». Los padres han de pararse a pensar detenidamente en lo que quieren que sus hijos vean, sepan y lleven en el pensamiento en su día a día. Creo que las mentes jóvenes y ya de por sí ocupadas tienen suficiente trabajo de desarrollo por delante como para añadir la demanda que supone procesar y controlar imágenes e información potencialmente perturbadoras.

A algunos padres parece hacerles felices que su hijo pequeño se entretenga con juegos diseñados para adolescentes mayores o para adultos. Sin embargo, cuando les pregunto si llevarían a su hijo en edad de latencia al cine a ver una película para mayores de 18 años, su respuesta es siempre que no. Cuando pregunto a los padres por qué dejan que su hijo juegue a un juego para mayores de 18 años, su respuesta suele ser: «Bueno, es solo un juego. No les hace ningún daño». Como adultos, sabemos que se trata solo de un juego y podemos racionalizarlo, pero un niño en edad de latencia no puede hacerlo. Las imágenes de estos juegos son increíblemente realistas y poderosas. Con suerte, serán cosas que el niño no habrá visto ni experimentado antes en el mundo real, y sin duda le resultarán muy alarmantes. Los padres han de preguntarse: ¿quiero que mi hijo se vea expuesto a este grado de violencia virtual o que se acostumbre a él?

Una encuesta reciente[1] puso de manifiesto que dos tercios de los padres cuyos hijos jugaban con frecuencia a videojuegos afirmaban no revisar las restricciones del ordenador y el 55% coincidían en que no pensaban que las restricciones por edad importaran en los juegos. Me he encontrado con un sinfín de niños que estaban traumatizados por cosas que habían visto en juegos no apropiados para su edad. En su mayor parte se trataba de imágenes violentas o aterradoras, más que sexuales. Hace poco tiempo trabajé con un niño de 7 años que había vuelto a dormir en la cama de sus padres porque había encontrado la manera de desactivar los ajustes de seguridad de su dispositivo y había accedido y jugado a un juego clasificado como de terror. En este juego un fantasma te sigue por todas partes y tienes que huir de él. Los gráficos son muy buenos, todo es supernatural y escalofriante y este pobre pequeño de 7 años se moría de miedo.

Pero no siempre es la violencia lo que causa traumas; puede ser cualquier cosa que juegue con los miedos del niño. Puede ser que le persigan, que una criatura vaya a atraparlo o que alienígenas estén a punto de abducirlo. Los niños pequeños no tienen capacidad cognitiva para comprender que estas cosas no son reales y que no existen en el mundo real. Son considerablemente más aterradoras para un niño en edad de latencia que para un niño mayor de 12 años, que sabe que los fantasmas y los alienígenas no existen y que pueden racionalizar el juego y tratarlo como un entretenimiento, mientras que un niño pequeño quedará realmente aterrorizado por lo que ha visto y preocupado por su seguridad. Las imágenes sexuales, aunque son inapropiadas, no suelen asustar a un niño en edad de latencia. Es más probable que piense que son un poco asquerosas. A veces, si un niño se tropieza con contenido o imágenes sexuales, puede sentir que los protagonistas de la escena están haciendo algo feo o malo. Las imágenes sexuales suelen asociarse a sentimientos de culpa, mientras que el contenido violento se asocia más a menudo a sentimientos de ansiedad o pánico. Muchos niños que ven imágenes violentas caen en una espiral pensando que no están seguros, que algo puede hacerles daño o que la gente mala puede venir a llevárselo, a él o a su familia. El contenido sexual conduce a culpabilidad, el contenido violento a miedo, y ese miedo suele tener un impacto inmediato sobre los niños de esta edad. Los niños que tropiezan *online* con contenido inapropiado tienden a ser miedosos y a mostrar ansiedad. Tienen problemas para dormir, se despiertan en mitad de la noche o mojan la cama. Manifiestan además ansiedad por la separación: no quieren estar lejos de sus padres, ir al colegio o irse a acostar por la noche. Todos estos son signos de ansiedad, o de que el niño no se siente seguro.

¿La violencia digital es causa de violencia en la vida real?

Muchos padres quieren saber: ¿pueden los juegos violentos conducir a un comportamiento violento y agresivo? Los videojuegos violentos han sido señalados como culpables de diversos crímenes, como la masacre de Sandy Hook, en la que Adam Lanza, de 10 años, mató a 26 personas en una escuela primaria en Connecticut, Estados Unidos, en 2012. En los días posteriores al tiroteo en masa, se supo que a Lanza le gustaba jugar a juegos violentos, como Call of Duty, Combat Arms y Grand Theft Auto. Yo, personalmente, creo que entran en juego muchos otros factores cuando se buscan razones que expliquen algo tan incomprensible, en este caso, los problemas de salud mental de Lanza y su obsesión por las armas de fuego y el mundo militar. No obstante, en este caso los videojuegos violentos proporcionaban un fácil chivo expiatorio. Ningún estudio ha demostrado nunca que jugar a videojuegos violentos haga que alguien cometa un crimen violento, aunque sí se ha investigado y parece haberse encontrado una conexión entre jugar a videojuegos violentos, la agresividad y la falta de empatía. Algunos expertos argumentan que es más probable que se publiquen los estudios que muestran efectos negativos que aquellos que no los demuestran y que los estudios realizados son insuficientes y están llenos de inexactitudes. Pero me parece que son demasiados para ignorarlos.

Un análisis de 136 estudios con 130.000 participantes llegó a la conclusión de que todos los estudios ponían de manifiesto que los videojuegos son un factor de riesgo causal de comportamiento agresivo y de poca empatía y escasa conducta prosocial (comportamientos positivos de ayudar a los demás y mostrar amabilidad y compresión hacia las necesidades y los deseos de otras personas)[2]. La empatía es enormemente importante: queremos que nuestros niños sean capaces de reconocer las emociones de otros y de comprender cómo se sienten los demás. Esto les ayuda a saber cuándo han hecho feliz a alguien o le han molestado. También es necesario que nuestros niños se enfrenten a los sentimientos de otras personas: que se pongan en la piel de otros y puedan así comprender por qué la gente se comporta como lo hace y ayudar a otras personas, porque son capaces de imaginar cómo se sentirían ellos en la misma situación.

Se ha sugerido también que jugar a videojuegos violentos puede desensibilizar a los jugadores ante la violencia de la vida real. En un estudio los investigadores hicieron que los participantes jugaran a un videojuego violento o no violento durante 20 minutos y después les llevaron a ver una película de 10 minutos que mostraba la violencia de la vida real. Se les monitorizó la frecuencia cardíaca y la sudoración.

Quienes habían jugado al videojuego violento mostraron respuestas fisiológicas reducidas al ver la violencia de la vida real. Esto sugiere que las personas que juegan a videojuegos violentos se acostumbran a la violencia y se desensibilizan ante ella[3]. Otros estudios han puesto de manifiesto que los niños que juegan a videojuegos violentos son en general más agresivos, arrojan una mayor probabilidad de participación en peleas físicas y discuten con sus profesores con mayor frecuencia[4].

Sin embargo, un estudio ha puesto de manifiesto que la agresividad de los jugadores de videojuegos guarda relación con la frustración, no con la violencia del juego. El estudio ha encontrado que el hecho de no dominar un juego, de no avanzar o de perder una y otra vez es lo que conduce a la frustración y a la agresividad, independientemente de que el juego sea o no violento. Esta frustración se conoce habitualmente entre los jugadores como *rage-quit* (abandono por rabia)[5]. Otro estudio apuntó a que podría ser el elemento competitivo del juego, y no la violencia, el responsable de la relación entre videojuegos y agresividad[6].

Los investigadores han indagado en la posibilidad de que jugar de un modo patológico pueda causar un incremento de la agresión física. Y han encontrado que el tiempo dedicado a jugar a videojuegos violentos, en lugar de juegos que no lo son, incrementa la agresión física y, algo muy interesante, niveles más altos de juego patológico, independientemente del contenido violento, predicen un incremento de la agresión física entre los chicos varones. Dicho estudio sugiere que es la cantidad de tiempo que un niño pasa jugando a videojuegos, y no necesariamente la violencia contenida en ellos, lo que guarda relación con la agresividad[7]. Los investigadores creen que cuando los chicos pasan mucho tiempo jugando, esta actividad empieza a interferir en otras actividades de su vida, como el colegio o los deberes. El juego empieza a causarles problemas en el colegio y con sus padres y, cuando se intenta detener este proceso, los chicos desarrollan síntomas de abstinencia, lo cual conduce a irritabilidad y agresividad. El estudio sugiere que cuando se impide que un niño juegue, este experimenta síntomas de abstinencia, que hacen que se vuelva agresivo.

Es evidente que la investigación en este campo resulta compleja y existen numerosos factores a tener en cuenta, pero el mensaje general parece claro: jugar a juegos violentos, o competitivos, durante largos períodos de tiempo puede dar lugar a un aumento de la agresividad. ¿Quieres correr este riesgo con tu hijo?

El fenómeno de transferencia del juego

Un reciente estudio en el que participaron más de 1.600 jugadores descubrió algo llamado *fenómeno de transferencia del juego* (GTP, por las siglas en inglés de *game transfer phenomena*)[8]. Este fenómeno se produce cuando los jugadores están tan inmersos en el juego que, al dejar de jugar, trasladan al mundo real parte de su experiencia en el juego. Todos los jugadores, con edades comprendidas entre los 15 y los 21 años, habían experimentado alguna forma de GTP, como no ser capaces de dejar de pensar en el juego, esperar que algo que ha sucedido en el juego ocurra en la vida real y confundir episodios de los videojuegos con acontecimientos de la vida real. La menor edad de los jugadores y la duración de las sesiones de juego influyeron en la gravedad del GTP. He conocido a niños en edad de latencia que me han descrito el GTP y padres que me han contado que sus hijos representan escenas de los juegos. Parece lógico pensar que si los adolescentes y adultos jóvenes son vulnerables al fenómeno de GTP, las mentes más jóvenes cuentan con menos recursos para hacerle frente o evitarlo.

¿Qué deben hacer los padres?

Como podéis ver por algunos de los estudios mencionados, los video-juegos y la violencia son un auténtico campo de minas y representan un área de gran confusión para los padres. Cuando se trata de niños en edad de latencia, prefiero pecar de cauta en lo referente a la vio-lencia digital.

Los juegos violentos están basados en la fantasía y la evasión de la realidad. Un adulto sabe que, en realidad, no puede ir por ahí matando gente, robando coches y matando zombis. Estos juegos encierran elementos agresivos del subconsciente que a personas adultas podría gustarles reproducir y representan un lugar seguro para que un adulto dé rienda suelta a sus fantasías. Pero los niños no tienen la capacidad de un adulto de comprender la diferencia crucial entre lo que podemos hacer en el mundo real y lo que sucede en el mundo virtual. Lo que para nosotros resulta entretenido o catártico puede ser aterrador para un niño. Como ya he mencionado, la mayor parte de los padres no dejaría que su hijo en edad de latencia viera una película clasificada para mayores de 18 años. Sin embargo, ver una película es, al menos, una experiencia pasiva: ves cómo los personajes de la pantalla están siendo violentos. Con un juego en el que el jugador dispara en primera persona, tú eres quien ejerces la violencia. Estos juegos exponen a los niños a la idea de que la violencia es algo normal, divertido y libre de consecuencias; es algo que te ayuda a ganar puntos y a avanzar hacia el siguiente nivel.

Exponer a niños en edad de latencia a estos temas propios de adultos es absolutamente inapropiado. Plantea a los niños dilemas cognitivos y retos para cuya resolución no están preparados.

Existe una razón para retenerlos hasta llegar a la adolescencia. Protegemos a los niños de estos temas hasta que están próximos a la adolescencia porque la razón de ser de esta etapa es la preparación del niño para la edad adulta. En la adolescencia los niños comienzan a ser conscientes de aspectos de la vida adulta, incluidas la sexualidad y (por desgracia) la violencia. Pero en la edad de latencia se encuentran aún muy lejos de estar preparados para explorar o comprender estos temas.

Algunos padres creen que deben ayudar a sus hijos a crecer lo más rápidamente posible. Argumentan que debemos equiparlos para el mundo real y no podemos mantenerlos protegidos de la realidad y de cosas como la violencia, pues de ser así les haríamos ingenuos y vulnerables y no estarían preparados para la vida. Yo pienso todo lo contrario. Tenemos que proteger a los niños para que no crezcan demasiado deprisa. Existe una extraña paradoja en nuestra sociedad en la que, por un lado, los padres somos bastante reacios al riesgo y queremos proteger a nuestros hijos y mantenerlos en casa, cuando nuestros abuelos dejaban la escuela y empezaban a trabajar a los 14 años. Sin embargo, en el mundo virtual, exponemos a nuestros hijos a cosas para las que no están preparados, ni social ni emocionalmente, y a las que no pueden hacer frente.

Ante tanta información en conflicto, yo adoptaría una postura conservadora. Si vamos a equivocarnos, es mejor que nos equivoquemos siendo cautos en exceso. Como psicóloga y como madre, me cuesta pensar en las razones por las cuales querríamos o deberíamos exponer a niños en edad de latencia a la violencia digital. Incluso si pudiéramos probar que no les hace ningún daño, ¿qué les aportaría? ¿Qué les estaría suponiendo a nuestros hijos? Desde luego no soy capaz de vislumbrar beneficio alguno.

Cómo ayudar a un niño en edad de latencia a distinguir entre fantasía y realidad

✪ Anima a tu hijo a expresar sus sentimientos. Pregúntale cómo se siente cuando ve violencia representada en los juegos o en la televisión: ¿furioso, triste, asustado, emocionado?

✪ Ayuda a tu hijo a sentir empatía por los demás. Pregúntale qué sucedería si lo que aparece representado en unos dibujos animados o en un videojuego sucediera en la vida real. ¿Cómo se sentiría en la vida real si alguien que él conoce resultara herido de ese modo?

✪ Recuérdale que la violencia real no es ninguna broma. Ayúdale a comprender que cuando la gente resulta herida, no es divertido. Háblale de la diferencia entre lo que sucede en algo como unos dibujos animados y lo que ocurriría en la vida real.

✪ Compara videojuegos y televisión: ¿le gustaría a tu hijo ver estas cosas en la televisión? A menudo los niños comprenden que la televisión es ficción, no realidad, pero en los juegos de ordenador existen personajes, no actores. Los niños pueden desarrollar un apego muy fuerte hacia los personajes; no les ven como si actuaran, lo cual les puede llevar a pretender ser ellos.

Estudio de caso

Los padres de Katie, de 10 años, la trajeron a mi consulta. No había sufrido problemas psicológicos anteriormente, pero en los últimos 3 meses había tenido dificultades para dormirse y necesitaba comprobar constantemente que los miembros de su familia se encontraban bien. También mostraba comportamientos de ansiedad, tales como revisar las puertas y las ventanas de la casa y preguntar continuamente si estaba puesta la alarma. Siempre había ido al colegio contenta pero, ahora, la sola idea de dejar a su madre la hacía llorar, algo insólito para una niña de su edad. Katie había sido capaz de explicarles a sus padres que tenía miedo de que entrara gente en la casa y les hiciera daño, a ella y a su familia, pero no había podido explicar mucho más. Los padres de la pequeña habían tratado por todos los medios de tranquilizarla, pero en vano. Estaban cada día más preocupados y frustrados por su comportamiento.

LAS SESIONES

Tras las conversaciones mantenidas con Katie descubrí que tenía su propio *smartphone* y que se entretenía con diversos vídeojuegos y aplicaciones. Eran todas cosas apropiadas para su edad, como Angry Birds y Pokemon Go.

En un principio no profundicé mucho en su uso de juegos o de Internet, pero al continuar mi trabajo con ella la niña hizo alusión a preocupaciones más concretas, como el tener que revisarlo todo y sus problemas para dormir. Sin embargo, no estaba aún preparada para informarme de manera voluntaria sobre su uso de Internet. Después de unas seis sesiones me contó que un día estaba jugando cuando le apareció en pantalla una ventana emergente de otro juego. La niña había oído hablar a algunos chicos de su clase sobre este juego, que era de zombis, de manera que hizo clic en el enlace. Sabía que era un juego clasificado para adultos, pero tenía curiosidad. Lo siguiente que supo fue que estaba jugando una partida de prueba gratuita de ese juego en el que los zombis te persiguen para atraparte y devorarte. Katie me contó que los gráficos eran de gran calidad y muy realistas: en un momento determinado del juego, abrió una puerta y el cuerpo de un zombi muerto cayó del cielo. Estaba claro, por la forma en la que la niña lo describía, que apenas unos minutos de juego habían dejado a Katie absolutamente aterrorizada. Sus niveles de adrenalina estaban por los aires, su corazón latía al galope y estaba verdaderamente asustada. Empezó a pensar que los zombis iban a llegar e iban a llevarse a su familia y a ella y no podía quitarse de la cabeza la imagen aterradora de ese cuerpo cayendo del cielo. Cada vez que se iba a la cama la escena se repetía. A Katie le preocupaba mucho tener problemas con sus padres como consecuencia de haber jugado a un juego de adultos, de manera que no había hablado de ello con nadie. Estaba tratando de superar sola esa angustiosa experiencia.

LA INTERVENCIÓN

Por desgracia, las preocupaciones de Katie son muy frecuentes en los niños con los que trabajo. Los adultos saben que los zombis no son reales, de modo que no hay nada por lo que preocuparse, y el juego está diseñado para ser lo más sangriento posible. Pero las imágenes de ese juego habían abierto una brecha en la barrera fantasía/realidad de Katie y la niña no podía pensar ya que el mundo pudiera ser un lugar seguro. No hace falta mucho para que una mente inocente y en desarrollo resulte realmente afectada por las cosas que pueden verse *online*.

En primer lugar, tenía que ayudar a Katie a comprender por qué sentía tanta ansiedad y tanto miedo. Hablamos de la barrera entre fantasía y realidad. Los niños en edad de latencia tienen mucha imaginación, lo que hace que crean en el Ratoncito Pérez y en Papá Noel y en cosas mágicas como las que aparecen en las aventuras de Harry Potter. Incluso en la etapa final de la latencia, los niños siguen sin estar totalmente seguros de lo que es real y lo que no. Por consiguiente, tuve que ayudar a Katie a comprender que ese juego no era real. Hablamos mucho sobre el hecho de que los juegos están diseñados precisamente para eso, para parecer reales, y le expliqué que había estado expuesta a algo que no se tiene que ver a su edad.

También ayudé a Katie a hablar abiertamente con sus padres sobre lo que había sucedido y trabajé con ellos para ajustar al máximo las restricciones y la seguridad del móvil de Katie. Al principio los padres querían quitarle el móvil y no dejar que se conectara en absoluto a Internet. Les expliqué que eso no resolvería el problema ni la capacitaría para afrontar la cuestión cuando volviera a conectarse en el futuro.

EL RESULTADO

Poco a poco ayudé a Katie a recuperarse y a comprender que las cosas que ocurren en los juegos no son reales. Cuando comenzó a estar segura de que su familia y ella estaban a salvo, su ansiedad fue poco a poco disminuyendo. Por desgracia, una exposición que podría considerarse pequeña había llevado a un problema importante.

Señales de alarma

❖ Tu hijo o hija recrea escenas violentas de un juego en su vida diaria.

❖ Tiene problemas para conciliar el sueño o para mantenerlo.

❖ Se relaciona con los demás como si fueran personajes de un juego.

❖ Mantiene en secreto el tiempo que pasa conectado a Internet y no deja que veas lo que está haciendo.

❖ Muestra mayor agresividad, con peleas, gritos, patadas, rabietas, estallidos emocionales, en una manifestación que es nueva en el niño.

❖ Parece estar siempre a punto de estallar y se enfada con facilidad.

❖ Tiene nuevos y excesivos conflictos con sus hermanos.

❖ Muestra menos empatía que antes, no importándole los sentimientos de los demás.

Algunas soluciones

⊃ Respeta las restricciones de edad de los juegos.

⊃ Revisa detenidamente aquello a lo que se expone tu hijo. ¿Están jugando hermanos mayores o hermanos mayores de sus amigos a juegos diseñados para jugadores mayores y tu hijo o hija podría estar viéndolo o incluso jugando sin que tú lo sepas?

⊃ Deja claro que el comportamiento copiado de un juego no es aceptable en la vida real.

⊃ Entabla una conversación abierta sobre los juegos y su contenido. Tranquiliza a tu hijo diciéndole que puede comentar cualquier cosa y que puede decirte si ha visto algo *online* que le ha resultado molesto o le ha angustiado.

Capítulo 10

Cómo conseguir que el tiempo de pantalla no se convierta en un campo de batalla

Restricciones de seguridad, cómo negociar el tiempo de pantalla y uso de los dispositivos electrónicos como premio o castigo

A la mayoría de los niños en edad de latencia les gustan las reglas. Han pasado de ser niños pequeños independientes («lo hago yo solo») a empezar a ir al colegio y a comprender la importancia de la jerarquía social y de seguir unas normas. A esta edad tienen un sentido bastante desarrollado de la moral: se trata de hacer las cosas correctamente y de seguir las reglas en la mayor medida posible. Entonces, ¿por qué este amor por las reglas no se hace extensivo al tiempo de pantalla?

El tiempo que pasa el niño ante una pantalla es la cuestión que más discusiones desata en las familias con las que trato en mi trabajo clínico: se enfrentan a una batalla constante para que sus hijos se despeguen de sus dispositivos digitales. Los padres me han descrito cómo unos niños que normalmente se comportaban bien empiezan de repente a estallar en rabietas, tienen berrinches, se enfrentan a ellos y en ocasiones han llegado incluso a golpear y destrozar la televisión, todo porque se les ha pedido que dejen el dispositivo electrónico que están usando. Una madre me describió en una ocasión cómo todas las noches tenía que pelearse con su hijo de 8 años para quitarle de las manos la *tablet*, tal era la obsesión que tenía. Uno de cada cuatro padres dicen que les cuesta mucho limitar el tiempo de pantalla de sus hijos y admiten que encuentran más fácil que sus hijos hagan los deberes, se vayan a la cama o coman de un modo saludable que obedezcan y apaguen sus dispositivos digitales[1].

Del mismo modo que hay en la edad de latencia una parte de amor por las reglas, también está la cara opuesta. Los niños de esta edad pueden tener también un deseo intenso de seguir sus propios planes, de un modo más parecido a como hacían cuando eran más pequeños. Si no pueden obtener lo que desean, pueden sufrir una regresión y tener una rabieta.

A lo largo de este libro he hablado acerca de la idea de preparar con tu hijo un horario de tiempo de pantalla. Pero ¿qué otras cosas pueden hacer los padres para ayudar a controlar el tiempo que pasan sus hijos con sus dispositivos digitales y evitar las discusiones diarias?

Restricciones

Las restricciones pueden actuar sobre la cantidad de tiempo que tu hijo pasa con un dispositivo o sobre el contenido al que le está permitido acceder, o ambas cosas.

Restricciones sobre el contenido

Para un niño en edad de latencia pienso que siempre está bien restringir el acceso a cualquier contenido inapropiado. Puedes hacerlo de las siguientes maneras:

- ✪ Utilizando un *software* de filtro de los que proporcionan la mayoría de los paquetes de banda ancha.

- ✪ Utilizando el modo seguro para niños de las páginas *web*; por ejemplo, YouTube tiene la aplicación YouTube Kids.

- ✪ Utilizando navegadores de Internet para niños, como la aplicación Family Link de Google.

- ✪ Configurando los ajustes de acceso restringido en dispositivos como *smartphones* y libros electrónicos.

- ✪ Utilizando la configuración de seguridad familiar en el ordenador.

Restricciones sobre el tiempo

✪ Algunas consolas de videojuegos incluyen un temporizador, de manera que se apagan automáticamente después de un determinado período de tiempo.

✪ Restricciones de wifi: la mayor parte de los fabricantes permiten configurar los ajustes de tiempo para distintos dispositivos conectados, determinando cuándo y durante cuánto tiempo pueden estar conectados a la red wifi.

✪ Algunas familias cuentan con una «central de recarga» y todos los miembros de la familia dejan allí sus dispositivos (preferiblemente en el salón de la casa), para que se carguen durante la noche. Ello evita la lucha por sacar los dispositivos de los dormitorios. Para que la medida sea justa, los padres deben hacerlo también.

✪ Una familia que conocí tenía dos *routers* distintos para la conexión wifi: uno para los niños y otro para los padres. El de los niños se apagaba a las 18:30 de la tarde todos los días. Los niños lo sabían, de manera que no había lugar a discusión.

✪ Hay aplicaciones que ayudan a los padres a restringir, controlar o medir el uso de dispositivos electrónicos, como Time Lock, ScreenTime, ScreenLimit o OurPact.

✪ Se puede utilizar un temporizador, bien del propio dispositivo, de tu móvil o un reloj. No obstante, con ello el dispositivo no se apagará, de manera que es conveniente que los padres avisen a los niños 5 o 10 minutos antes de que salte el temporizador.

No confíes solo en las restricciones

Muchos padres usan la configuración de restricciones para limitar el tiempo de pantalla, pero, si solo confías en ellas, ¿estás delegando tu responsabilidad? Como padre o madre, eres el regulador número uno. Puedes usar aplicaciones, temporizadores y restricciones para respaldar tu autoridad, pero todo ello no debe ocupar tu deber de supervisión.

Los padres deben adoptar una doble estrategia. La tecnología en ocasiones falla, los niños a veces averiguan las contraseñas y, aunque tengas en casa ajustes de configuración con restricciones, los niños usan la red wifi de lugares públicos y los dispositivos de sus amigos, que pueden no tener esos filtros. En los juegos o aplicaciones existen a menudo resquicios que los padres desconocen. Por ejemplo, recientemente estaba hablando con los padres de un chico de 8 años al que le gustaba jugar *online* a un juego muy popular. Es un juego en el que se dispara en primera persona, aunque está clasificado para 12 años y la violencia no es muy real y los gráficos son más bien de dibujos animados. Su madre lo había mirado y había decidido que estaba bien para que el niño jugara. Normalmente jugaba en su Xbox con los auriculares para que el sonido no molestara a nadie en la casa. Sin embargo, un día no encontraba los auriculares, de modo que el sonido podía oírse en todas partes. De repente su madre oyó las voces y las palabrotas de adultos gritando que procedían de la consola del chico. Cuando le preguntó a su hijo qué era eso, el niño le explicó que, aunque en la familia usaban un montón de restricciones, el juego tenía una función de chat en grupo que se activaba de manera automática cuando se jugaba *online* con otras personas y que él no sabía cómo se desactivaba. A la madre le horrorizaba que, como si fuera algo normal, su hijo hubiese estado expuesto a ese lenguaje durante meses y que ella no se hubiese dado cuenta.

Los padres deben hablar con sus hijos sobre cómo reconocer contenido que no es apropiado para ellos y comentar lo que deben hacer si se tropiezan *online* con algo que les haga sentirse incómodos o molestos. Existen muchos productos tecnológicos y *software* para bloquear contenidos indeseados o el uso de Internet por parte de los niños, pero yo creo que la mejor manera de enseñar a los niños a usar Internet de forma segura es a través de una comunicación eficaz con ellos.

El Proyecto de Política de Medios de la London School of Economics determinó que algunas personas prefieren los limitadores de tiempo o el uso de *software* o filtros técnicos para controlar y restringir, mientras que otras priorizan estrategias «capacitadoras» o «activas», como entrar en Internet con los hijos (uso compartido) y hablar con ellos sobre lo que hacen *online*. El proyecto refirió que los padres que aplican una combinación de ambas estrategias, ofreciendo modelos de conductas digitales positivas e implicando a sus hijos en el establecimiento de límites, tienen niños con una mayor capacidad para acceder al potencial de los medios digitales y para afrontar los retos que estos plantean. El estudio también apuntó que una estrategia restrictiva puede evitar riesgos a corto plazo, pero también limita las oportunidades digitales de los niños a largo plazo, de modo que es preferible favorecer la resiliencia del niño[2].

Compartir tiempo de pantalla

A veces, comprender cómo utiliza tu hijo el tiempo que pasa con su dispositivo ayuda a que este deje de ser motivo de discusión. Interésate de manera activa en lo que hace con su dispositivo electrónico. Es importante que el niño sea consciente de que tú sabes que el tiempo que pasa conectado es importante para él; no descuides este punto solo porque no lo comprendas. Tómate tu tiempo para preguntarle por sus aplicaciones y juegos favoritos y juega a alguno. Si te preocupa que tu hijo pase mucho tiempo jugando a Geometry Dash o Minecraft y estás siempre peleándote para que lo deje, entonces deja que tu hijo te enseñe a jugar.

Implícate y haz a tu hijo preguntas sobre aquello a lo que juega, como ¿qué le gusta del juego? o ¿cuál es el siguiente nivel? Haz que piense en lo que está jugando y en por qué juega a eso, en lugar de simplemente jugar sin pensar.

La comunicación es la clave. Si escuchas y te interesas por lo que hace tu hijo con su dispositivo, entonces estarás construyendo una relación con él en la línea de sus intereses y tendrás una relación positiva y participativa con tu hijo, lo cual es esencial para poder establecer reglas y disciplina. El objetivo es que tu hijo se sienta seguro hablando abiertamente contigo sobre experiencias *online* que le resultan incómodas o le preocupan, sin pensar que vas a quitarle el dispositivo. Aprende a interactuar con tu hijo, no te limites a controlarlo.

No conviertas el tiempo de pantalla en el santo grial

Pienso que, si conviertes el tiempo de pantalla en algo excepcional, conseguirás que sea aún más atractivo para un niño en edad de latencia, que se obsesionará con esta cuestión. Los padres me dicen a menudo que prohíben a sus hijos el uso de dispositivos electrónicos entresemana, pero que pueden usarlos sin restricciones los fines de semana. Si esto funciona en tu familia, entonces estupendo. Sin embargo, me he dado cuenta, por mis conversaciones con padres que lo hacen, que esta estrategia tiende a conducir a un enfoque de «o todo o nada». Los padres se encuentran con que sus hijos empiezan a usar sus dispositivos a las seis de la mañana del sábado y es imposible apartarlos de ellos durante el resto del fin de semana. No estoy segura de que el modelo de abstinencia/atracón sea el patrón que queremos enseñar a nuestros niños. Queremos enseñarles moderación, autogestión y a que sientan que controlan su comportamiento. Tal vez si dispusieran de 15 minutos o media hora de uso de dispositivos una tarde entresemana, no sería un problema tan grande ¿no?

Yo procuro tratar el tiempo de pantalla como parte de la vida diaria. En mi familia no tenemos un «tiempo de pantalla» como tal: hablamos de tiempo de juego o tiempo libre. Mi hijo de 8 años sabe que, cuando acaba sus tareas, la hora anterior a la cena es suya y puede hacer lo que quiera, lo cual incluye jugar con su Lego, jugar fuera de casa, ver la televisión o usar su *tablet*. Es cosa suya cómo utiliza ese tiempo. A veces incluye tiempo de pantalla y a veces no. Ello le plantea opciones y le permite administrar su tiempo, pero con una estructura razonablemente clara. Yo controlo lo que hace en este tiempo libre: si lo utilizara todos los días como tiempo de pantalla, entonces hablaría con él sobre la conveniencia de hacer alguna otra cosa para variar. No tenemos peleas para que deje su dispositivo, porque conoce las reglas.

El tiempo de pantalla como premio o castigo

Un recurso de padres que se hizo viral en 2016 por una foto fue el uso de palitos de helado. En cada palito de madera un padre había escrito una tarea, como «vaciar el lavavajillas» y, al lado, cuánto tiempo de pantalla se ganaba con esta tarea. A cada tarea le correspondía un cantidad diferente de tiempo de pantalla: cuanto mayor era el trabajo, más tiempo ganaba el niño. Algunos padres hacen que sus hijos se ganen el tiempo de pantalla realizando tareas del hogar o portándose bien. Una encuesta en la que participaron más de 1.000 padres y madres de niños y jóvenes menores de 18 años determinó que el 59%

prohibían a sus hijos el uso de dispositivos digitales como castigo por mala conducta, pero el 51% decían que no los utilizaban como premio por buen comportamiento[3]. Otros padres confeccionan una lista y sus hijos no pueden tener acceso al tiempo de pantalla hasta cumplir con todos los elementos de la lista. Esa puede incluir prácticamente cualquier cosa, desde tareas domésticas hasta hacer un dibujo o escribir un relato o leer un libro. A algunos padres les gusta esta idea de que los niños se ganen el tiempo de pantalla y dicen que ello proporciona al niño límites claros, al mismo tiempo que constituye para los padres una herramienta de control. A menudo, si el niño no usa todos los minutos que ha ganado, puede acumularlos para la siguiente sesión. Este es un tema sobre el que profesionales y padres muestran división de opiniones. Algunos argumentan que el uso del tiempo de pantalla como premio o incentivo lo convierte en un objetivo para el chico.

Yo creo que cada familia tiene que decidir lo que les funciona mejor a ellos. Mi hijo no se gana el tiempo de pantalla, pero yo uso mucho lo que llamo el «cuando» y el «entonces». «*Cuando* hayas acabado tus tareas y leído un libro durante 20 minutos, *entonces* podrás disfrutar de tu tiempo de pantalla». No tengo ningún problema con que los niños se ganen el tiempo de pantalla, si eso funciona bien en la familia.

La otra cuestión que a menudo divide a los padres es el uso de castigos. En términos conductuales hay solo dos principios clave que hay que seguir. Recompensa el comportamiento que deseas prestándole mucha atención e ignora, o castiga, el comportamiento no deseado. De modo que ¿debe usarse el tiempo de pantalla, o más bien la privación del mismo, como un castigo por un comportamiento indeseado?

Una vez más esta debe ser una decisión que cada familia ha de tomar en función de lo que les funciona mejor. Si tienes problemas con el comportamiento de tu hijo y una de las consecuencias de ese mal comportamiento es la privación de tiempo de pantalla, se trata de algo totalmente comprensible. Es muy importante ser coherente y razonable. Yo me declaro abiertamente en contra del uso del tiempo de pantalla como premio y como castigo. Debe ser una cosa o la otra. En un sistema conductual nunca se debe perder la recompensa que se ha ganado. Esto le quitaría al niño toda la motivación para trabajar duro por una recompensa, pues puede perderla de nuevo por un comportamiento futuro. Pienso que para la mayoría de nosotros esto resulta difícil de gestionar. Tus recompensas son un reflejo de tus esfuerzos pasados; nadie puede quitártelas porque no se puede deshacer el buen trabajo realizado.

Sea cual sea la regla que emplees es importante que ambos padres se pongan de acuerdo y sean constantes.

Debes ser constante

Esta debe ser la regla número uno de unos padres: sea cual sea la estrategia que adoptes en lo referente al tiempo que pasan tus hijos con dispositivos electrónicos, tanto si optas por restringirlo como por controlarlo (o no), debes ser constante. El refuerzo intermitente -diciendo unas veces sí y otras veces no- es un error frecuente que cometen los padres y es una garantía de obtención de un aumento del comportamiento no deseado. Si de manera constante dices no a la demanda de tu hijo de 5 o 10 minutos más de tiempo de pantalla, en el futuro dejará de pedírtelo. Habrá aprendido que no vas a decirle que sí. Si unas veces dices *sí* y otras veces dices *no*, te lo seguirá preguntando una y otra vez. Pensará que, al final, cederás, porque en el pasado su estrategia le ha funcionado.

Si un niño muestra un comportamiento de no cumplimiento de las reglas, a menudo es el resultado directo de una falta de constancia de los padres. Los niños mostrarán el comportamiento que se les ha consentido tener. Por ello la constancia es clave.

Estudio de caso

Me llamaron de un colegio para que viera a un alumno, Lewis, de 8 años, debido a un cambio en su comportamiento en los últimos meses. Contestaba a los profesores, no seguía las normas y se portaba mal.

LAS SESIONES

Como parte del proceso de asesoramiento, me reuní con su madre y supe que ella también estaba teniendo algunos problemas en casa. Fui a verla y me contó que Lewis tenía muchas rabietas, sobre todo cuando se le pedía que dejase la *tablet*. Quería tener acceso a su *tablet* casi continuamente y a sus padres cada vez les costaba más decirle que no, porque cuando lo hacían el comportamiento del niño se volvía muy agresivo y les amenazaba con hacer daño a su hermana pequeña o a sí mismo o con romper cosas. El padre pasaba la mayor parte del día fuera de casa trabajando, de modo que era la madre quien tenía que enfrentarse sola a su comportamiento y le asustaba lo que podía pasar. Al principio ella y su marido habían intentado poner ciertos límites al uso de la *tablet* por parte de Lewis, pero a veces, cuando el niño estaba muy cansado y no podía dormirse, su madre le dejaba usar el dispositivo al acostarse, pues ello finalmente le ayudaba a quedarse dormido. Aunque ella sabía que usar la *tablet* antes de acostarse no era una buena idea, se lo consentía para tener un poco de paz y que Lewis se quedara tranquilo en su habitación. Poco a poco el niño comenzó a exigir más y más tiempo para usar su *tablet*, antes y después del colegio. Cuando su madre se dio cuenta de que las cosas se le estaban yendo de las manos, empezó a decir «no» con un poco más de frecuencia, y la conducta del niño empeoró. Había sido agresivo con su hermana y había amenazado con romper la televisión y el móvil de su madre y con arrojar la *tablet* por la ventana. Su madre se sentía culpable y pensaba que había hecho algo mal como madre para que el niño fuera tan agresivo con ella. Había pasado a una fase en la que accedía a las demandas del niño, porque así cesaba la agresión. Unas veces intentaba ser más firme y otras cedía. Era muy poco constante y se sentía incapaz de mantener su autoridad en relación con esta cuestión. Y ahora ese comportamiento del niño se reproducía también en clase.

LA INTERVENCIÓN

Mi intervención estuvo dirigida principalmente a la madre de Lewis. Abordamos el origen de la cuestión, para ayudarla a establecer límites y a ser constante. Una de las cosas en las que tuve que ayudarla fue a darse cuenta de que estaba bien por su parte ser firme y poner límites en relación con el uso que hacía Lewis de la *tablet* y que aún era posible poner fin a ese comportamiento del niño, sin importar cuánto hubiese empeorado. La tranquilicé diciéndole que cuando su marido no estuviera en casa podía contar con mi apoyo y con el apoyo de su familia (a quienes habían mantenido al margen del problema porque estaba muy avergonzada). Una de las primeras cosas que hizo fue establecer ciertos límites los fines de semana en relación con cuándo podría Lewis usar su dispositivo digital y cuándo no. Invitó a su padre a casa, para así poder decir: «Va a venir el abuelo y cuando esté aquí no puedes usar la *tablet*». El abuelo llegó, trató de distraer a Lewis y reforzó las reglas de la madre. Le dijeron a Lewis que si no les escuchaba apagarían la wifi o incluso desconectarían la electricidad de la casa, si era necesario. El abuelo realmente apoyó a la madre del chico y la ayudó a sentirse respaldada. Lewis se dio cuenta enseguida de que se trataba de una estrategia coordinada y de que su madre iba en serio. Le dijeron que si rompía la *tablet* lo único que sucedería sería que no volvería a tener una *tablet* nunca más. Y lo mismo ocurriría con la televisión. Si hacía daño a su hermana recibiría un severo castigo y se le retirarían algunos de sus objetos favoritos. En este caso utilizamos la privación del uso de *tablet* como castigo, pues esa era su principal obsesión. Si se portaba mal, su madre aumentaría la cantidad de tiempo de desconexión. Además, trazamos un horario de pantalla que la mamá de Lewis seguía religiosamente: si las cosas iban bien, se atenía al horario; si las cosas iban mal, se atenía al horario. Lo más importante es que fue constante. Y trabajó de manera coordinada con el colegio para reforzar estos límites.

EL RESULTADO

Poco a poco Lewis fue captando el mensaje de que su madre iba a ser constante en lo referente al uso de la *tablet* y que ponerse agresivo no iba a suponerle nada bueno. Todavía tenía algunos arrebatos de ira, pero cuando se dio cuenta de que su madre no iba a cambiar de opinión, se calmó y aceptó a regañadientes, pues era mejor eso que no poder usar la *tablet* en absoluto. Además, la madre empezó a pasar con él un poco de «tiempo no digital»; por ejemplo, yendo al parque en bicicleta. También empezó a pasar con él 10 minutos leyendo por la noche, de manera que pudiera dormirse más fácilmente sin su *tablet*. Se atuvo al horario y redujo el uso de la *tablet* hasta un nivel más aceptable. Ese mensaje constante tuvo reflejo en clase y, a medida que el comportamiento de Lewis fue mejorando en casa, también comenzó a mejorar en el colegio, puesto que la vida familiar era ya más tranquila.

Señales de alarma

❖ Conducta violenta o agresiva cuando pides a tu hijo que deje su dispositivo.

❖ Peleas diarias cuando intentas que tu hijo se despegue del dispositivo.

❖ Tu hijo está usando su dispositivo sin tu conocimiento o desaparece con el dispositivo con la esperanza de que nadie se dé cuenta.

Algunas soluciones

⊃ Deja que tu hijo disponga de un tiempo para utilizar su dispositivo digital antes de una actividad con la que vaya a disfrutar. Así, por ejemplo, en lugar de apagar el dispositivo para hacer los deberes, prepara el Lego, despliega un juego de mesa o abre un libro.

⊃ Antes de que se lance sobre su dispositivo, habla con él sobre lo que va a hacer después, para que conozca el plan.

⊃ Asegúrate de estar pendiente del momento en el que se supone que debe dejar el dispositivo. Si estás inmerso en el trabajo, en Facebook o en Twitter es más probable que cedas a las demandas de tu hijo de «5 minutos más», que después se convierten en diez y así sucesivamente. Asegúrate de que te atienes a los límites y no te alejes, para recordarle que debe dejarlo cuando se supone que tiene que hacerlo.

⊃ Si usas un temporizador, avísale 5 minutos antes de que se acabe el tiempo.

⊃ Interrumpe tu tiempo de pantalla: si ellos tienen que apagar su dispositivo, lo ideal es que tú también lo hagas.

⊃ Establece límites firmes, incluso si tu hijo está angustiado por tener menos tiempo de pantalla.

⊃ Sé constante, lleva el mando y mantén el control: muy pronto tu hijo se dará cuenta de que no vas a cambiar de opinión.

Capítulo 11

Una buena noticia: el uso de dispositivos de pantalla tiene también efectos positivos

Por qué no todo el tiempo de pantalla es igual y la calidad cuenta más que la cantidad

No hay duda de que la tecnología ha cambiado nuestras vidas y de que está ahí para hacernos la vida más fácil. Yo soy de la opinión de que hay que trabajar de su lado y encontrar maneras sanas y equilibradas de integrarla en nuestros hogares y nuestras familias de manera que no se convierta en un problema.

No tiene sentido demonizar el tiempo de pantalla y convertirlo en un enemigo: eso no ayuda a nadie. Es importante ser consciente de los riesgos y mantener el control, pero yo creo que nuestra labor como padres es ayudar a nuestros hijos a formar hábitos sanos para el futuro. Nuestra actitud hacia la tecnología no debería limitarse a proteger y restringir. Debemos pensar en maneras de utilizar la tecnología de un modo constructivo para obtener lo mejor de ella, para mantener unida nuestra familia y para favorecer la conexión, no el aislamiento.

Soy consciente de que el tiempo de pantalla puede proporcionar a la gente mucho placer y diversión. Uno de los aspectos más positivos es que nuestros hijos tienen todo un mundo de información al alcance de la mano, lo cual les permite dirigir su curiosidad y su aprendizaje. Todos mis hijos se conectan a Internet para buscar cosas que les interesan y siempre me asombran cuando vuelven y me cuentan algo que acaban de encontrar.

Compartimos la misma aplicación de meditación, de manera que podemos seguir los progresos los unos de los otros y utilizar Internet para buscar películas para la noche de cine en familia. Los dispositivos electrónicos me permiten comunicarme con mis hijas y saber dónde están y ellas a menudo hablan por FaceTime con su hermano cuando está haciendo de canguro, solo para decirle hola.

La tecnología ha cambiado también mi manera de aplicar la terapia. Hay un montón de recursos que pueden ayudar a los niños a los que veo, foros en los que pueden hablar con otros chicos y darse cuenta de que no están solos, charlas TED, clips de YouTube y páginas *web*. Recomiendo aplicaciones en las que el niño deprimido puede valorar y puntuar su estado de ánimo cinco o seis veces al día y ver representados en imágenes sus altibajos. Después podemos hacer un seguimiento de lo que ha sucedido durante el día que ha podido causar esos cambios de humor, lo cual les permite tener una sensación de mayor control. Sin duda hoy en día no podría hacer mi trabajo de forma tan eficaz si no tuviera acceso al mundo digital.

No todo el tiempo de pantalla es igual

Cuando hablamos de «tiempo de pantalla» no nos referimos solo a cantidad; se trata también de calidad. Existe diferencia entre que tu hijo use un dispositivo digital durante 2 horas para hablar por Skype con sus abuelos, para buscar cosas en Google para un trabajo escolar o para crear una película animada y que lo utilice durante 2 horas para ver vídeos en YouTube. Los padres deben ser discretos, pero a la vez han de saber lo que hacen sus hijos con sus dispositivos. Tus hijos deben pasar menos tiempo consumiendo contenido digital de forma pasiva y más tiempo utilizando sus dispositivos de un modo constructivo, para crear, aprender y conectar.

El tiempo de pantalla pasivo incluye actividades tales como:

✪ ver la televisión

✪ buscar en redes sociales

✪ ver vídeos en YouTube

✪ navegar por la red.

Sin duda hay un lugar para el tiempo de pantalla, aunque siempre controlado. En pequeñas dosis puede ser divertido, relajante y entretenido.

Un tiempo de pantalla activo/creativo puede incluir actividades como las siguientes:

✪ programar

✪ crear una página *web* o escribir en un *blog*

✪ crear una película, una animación o un vídeo de YouTube

✪ hacer fotos y editarlas

✪ aprender una nueva habilidad

✪ crear música digital

✪ jugar a juegos de ordenador

✪ buscar información general o datos concretos

La tecnología en las aulas

El elemento educativo del tiempo de pantalla ha sido muy debatido. Sin embargo, la tecnología se utiliza cada día en mayor medida en los centros educativos que visito.

Los profesionales parecen estar de acuerdo en que, en el entorno educativo, los dispositivos digitales contribuyen al aprendizaje. El aprendizaje digital es interactivo, es visual, y los niños obtienen inmediatamente una respuesta, de manera que saben al instante, por ejemplo, si una solución es correcta o no. Los niños en edad de latencia son especialmente proclives a captar información o a comprender un concepto si el profesor puede mostrarles o contarles algo acerca del mismo. El aprendizaje interactivo no es un sustituto del aprendizaje tradicional, pero funciona realmente bien combinado con este.

Dos estudios llevados a cabo en Estados Unidos que realizaron por separado un seguimiento de niños de 13 y 10 años que utilizaban *tablets* para aprender en clase y en casa encontraron que las experiencias de aprendizaje mejoraban en general: el 35% de los chicos de 13 años dijeron que sentían más interés por las clases o las actividades del profesor cuando utilizaban su *tablet*, y los estudiantes superaban las expectativas académicas del profesor cuando utilizaban los dispositivos[1].

Los dispositivos digitales pueden ser de ayuda también para la lectura. Según las conclusiones de un estudio reciente llevado a cabo por la asociación benéfica Literacy Trust, la tecnología ofrece un camino hacia la lectura a los niños más desfavorecidos: es más probable que los niños se diviertan leyendo si utilizan libros y una pantalla táctil, frente al uso solo del libro[2]. Divertirse haciendo algo (como leer) es un factor predictor clave de éxito en niños mayores, de modo que cabe preguntarse si podría ser un indicador del efecto positivo de la tecnología en los niños.

Otro estudio ha encontrado que el uso de *tablets* en actividades de lectura y escritura en el aula estimula la motivación y la concentración de los niños. Ofrece a los niños oportunidades de comunicación, de interacción en colaboración, de aprendizaje independiente y de consecución de mayores logros. Los investigadores han encontrado asimismo que los niños más ruidosos permanecen callados porque están concentrados y los niños más callados utilizan en mayor medida el lenguaje[3].

Mi trabajo requiere observación en las aulas y he sido testigo directo del incremento de las nuevas tecnologías en los centros educativos. Como regla general, este incremento ha sido muy positivo y he visto el nivel de compromiso y entusiasmo que propicia el aprendizaje cuando cuenta con el apoyo de la tecnología, por no hablar de los mayores efectos beneficiosos que el aprendizaje apoyado por la tecnología supone para los niños con necesidades especiales.

El lado bueno de los videojuegos

Diferentes estudios han puesto de manifiesto que los videojuegos tienen varios efectos beneficiosos. Los investigadores han descubierto que las personas que juegan a videojuegos tienen una mayor capacidad de procesamiento de información visual y están en mayor sintonía con su entorno. Un estudio estableció que quienes jugaban a juegos de acción tenían mayores habilidades de atención y sus respuestas eran más rápidas y precisas que las de los no jugadores[4]. Por otro lado, experimentos repetidos han mostrado que jugar a videojuegos de acción rápida puede incrementar la capacidad de visión espacial de los jugadores, lo cual significa que son muy buenos trabajando con formas y patrones y relacionando imágenes[5]. Los videojuegos pueden además favorecer la interacción social y la amistad en la vida real, al proporcionar a los niños un tema del que hablar con sus compañeros en el patio del colegio[6]. Las investigaciones han puesto asimismo de manifiesto que los videojuegos activos pueden mejorar el rendimiento académico y reducir el absentismo, los retrasos en la hora de llegada al colegio y los comportamientos negativos en el aula[7].

Los investigadores también han observado que los videojuegos pueden tener efectos terapéuticos. Por ejemplo, pueden utilizarse para distraer y relajar a los niños durante la quimioterapia y también se utilizan para ayudar a los niños con necesidades especiales, como dificultades de aprendizaje, TDAH y autismo. En Estados Unidos el Servicio Nacional de Salud ofrece actualmente un programa de inmersión en realidad virtual para ayudar a los niños autistas a superar sus miedos.

El niño entra en una habitación en la que se encuentra rodeado por imágenes audiovisuales que representan situaciones que podrían resultarle angustiosas en el mundo real, como subirse a un autobús atestado de gente o hablar con un dependiente en una tienda. Se mueven por los distintos escenarios con una *tablet*, apoyados por un psicólogo. La investigación ha puesto de manifiesto que ocho de cada nueve niños que utilizaron esta técnica pudieron luego abordar la situación que les causaba temor y algunos incluso llegaron a superar por completo sus miedos un año más tarde[8].

Maneras positivas de que los niños utilicen los dispositivos digitales

☻ Usar Internet para investigar sobre temas y buscar respuesta a cuestiones sobre el mundo.

❂ Aprender a programar, utilizando una aplicación como Scratch Jr o un dispositivo como Raspberry Pi, para que el niño cree sus propios juegos de ordenador.

❂ Utilizar aplicaciones educativas para practicar, por ejemplo, la ortografía y las tablas de multiplicar.

❂ Crear un *blog* sobre algún tema de su interés, o un diario digital.

❂ Utilizar dispositivos para tomar fotos y luego editarlas, o crear su propia película.

❂ Utilizar YouTube para aprender nuevas habilidades, o crear su propio canal de YouTube (con el permiso y el control de sus padres y las pertinentes restricciones en la cuenta) sobre algo que sea de su interés.

Estudio de caso

Alice, de 8 años, había sufrido en el pasado ansiedad y problemas de sociabilidad y ahora iba a mudarse con su familia para vivir en el extranjero durante un año. La niña había realizado muchos progresos y ahora tenía varias amistades estables. A sus padres les preocupaba cómo iba a afrontar el traslado a otro lugar y también si volvería a adaptarse al Reino Unido después de haber vivido fuera durante todo un año. Con permiso del colegio de la niña, les animé a mantenerse en contacto con su antigua clase durante su estancia en el extranjero. Así fue, y los compañeros de Alice hablaban con ella por FaceTime y le enviaban mensajes y fotos por correo electrónico, y así todos tenían datos actualizados. El tiempo de pantalla ayudó a la niña a mantener sus vínculos sociales y, además, cuando un 1 año después regresó al mismo colegio, se adaptó muy rápidamente. Se sentía como si siempre hubiese formado parte del grupo de clase y mantuvo sus amistades.

Estudio de caso

Emma, de 11 años, tenía problemas de salud mental. El simple
hecho de ir al colegio le suponía un gran estrés y un alto grado
de ansiedad. Incluso con atención individualizada, la experiencia
global de ir a clase y de enfrentarse al recreo y a la hora de la comida le resultaba demasiado angustiosa. No podía enfrentarse a ello,
de manera que la apuntamos a un programa *online* de aprendizaje
en casa. Quiere esto decir que todos los días, en el horario escolar,
se registraba en una clase de aprendizaje virtual mediante su PC.
Tenía así acceso a profesores y al plan de estudios apropiado: a
pesar de no asistir a las clases, siguió al día con su educación.
Estudió todo un curso académico en el programa de aprendizaje
virtual, al mismo tiempo que trabajábamos con ella para que poco
a poco fuera reincorporándose a su antiguo colegio.

Capítulo 12

Por qué los padres deben también desconectarse

Por qué los padres deben poner en práctica lo que predican y cómo puedes reducir tu tiempo de pantalla

C omo cualquier atareada madre que trabaja, vivo en constante «modo multitarea». La otra noche estaba preparando la cena y revisando mi correo al mismo tiempo que mi hija trataba de mantener una conversación conmigo.

«Mamá, por favor, ¿podrías dejar el móvil y escucharme?», me dijo.

El caso es que yo estaba escuchando, pero no sentía que fuera mi hija la persona a la que escuchaba. Ella tampoco sentía que le estuviera prestando la atención adecuada, y tenía toda la razón. Dado que estaba realizando varias tareas a la vez, parte de mi cerebro estaba al mismo tiempo en otro lugar y yo no estaba estableciendo contacto visual con mi hija. Es lógico que no se sintiera escuchada. Fueran cuales fueran el resto de tareas que tenía que hacer, ninguna era más importante que demostrar a mi hija mi disponibilidad a escucharla. Fue un recordatorio aleccionador de que no solo tenemos que controlar la relación de los hijos con la tecnología, sino que debemos controlar también la nuestra.

Cada vez me llama más la atención la ironía de que haya padres que vienen a verme porque están preocupados por el tiempo que pasan sus hijos frente a una pantalla, pero cuando les veo en la sala de espera están pegados a su móvil o *tablet*. Incluso durante una consulta, el móvil de un padre sonará y automáticamente ese padre o esa madre contestará al teléfono. ¡Tengo que decir a más padres y madres que dejen el teléfono que a los niños y jóvenes con los que trabajo! Solo tienes que mirar un poco a tu alrededor en un restaurante o en una cafetería y verás a familias enteras con la vista pegada en sus dispositivos, en lugar de estar hablando entre ellos. Me parece que esta actitud es tremendamente preocupante.

Incluso en lugares destinados a niños, que están llenos de familias que acuden a esos parques o áreas de recreo para pasar un poco de tiempo juntos, podemos ver a la mayoría de los padres con sus dispositivos. Cuando comencé mi carrera no existían los móviles. Cuando observaba a las familias sus miembros se relacionaban e interactuaban los unos con los otros. Ciertamente no estoy diciendo que las familias vivieran en una bendita utopía libre de dispositivos, en la que todos eran felices y se llevaban bien, como en una escena de *Mary Poppins*. Pero sin duda todo era muy distinto a como es hoy en día. Ahora, cuando miro a una familia, veo a sus miembros juntos, pero distantes. Cada uno de ellos tiene la cabeza baja, está concentrado en su dispositivo, no hace caso a los demás, y este cambio llama la atención.

Un estudio reciente de la ya citada Ofcom determinó que una persona revisa su móvil como media cada 6,5 minutos: durante las 16 horas que la mayoría de la gente está despierta en un día, revisamos nuestros móviles la friolera de 150 veces. Según la Ofcom, pasamos más tiempo conectados que durmiendo[1]. En el Reino Unido los adultos pasan una media de 8 horas y 41 minutos al día con algún dispositivo multimedia, frente a la media de horas de sueño nocturno, que es de 8 horas y 21 minutos.

Se estima que los británicos dedican 62 millones de horas diarias a las redes sociales[2]; la encuesta indica que la gente pasa 34 millones de horas diarias en Facebook y otros 28 millones de horas más en Twitter. Casi un tercio (30%) de los 33 millones de usuarios de Facebook del Reino Unido entra en la página durante al menos una hora al día, y el 13% pasa al menos 2 horas al día en Facebook.

De los 26 millones estimados de usuarios de Twitter en el Reino Unido, casi un tercio (30%) pasan más de una hora al día en el sitio, mientras que el 14% -más de 3,6 millones de personas- afirman que su uso diario supera las 2 horas. Con estas cifras no es de extrañar que casi el 70% de los niños piensen que sus padres pasan demasiado tiempo con el móvil, la *tablet* u otro dispositivo digital[3].

Pero ¿por qué es esto un problema? Considero que el tiempo de pantalla parental causa problemas de distintas maneras.

Los niños aprenden imitando a sus padres

Hemos de ser conscientes de que nuestro propio tiempo de pantalla tiene un impacto directo sobre los hábitos de tiempo de pantalla de nuestros hijos. Si suponemos un modelo de dependencia excesiva de nuestros dispositivos digitales, entonces probablemente ellos desarrollarán exactamente los mismos hábitos y dificultades. Un niño en edad de latencia aprende su comportamiento a partir de sus padres. A esta edad, su principal modelo de cómo comportarse sigue siendo su familia. Aunque las influencias externas, como las del entorno escolar o los profesores, empiezan a hacer mella, es probable que los niños sigan reproduciendo lo que hacen sus padres y lo que ocurre en su familia. Los niños en edad de latencia siguen creyendo que todas las familias son como la suya. Su referencia de «normal» es lo que ellos experimentan o hacen en casa. Es muy frecuente entre niños en edad de latencia sorprenderse cuando van a casa de algún amigo a jugar y descubren que la familia de su amigo hace cosas diferentes de las que hace su familia. Son mucho menos conscientes de las diferencias existentes en la sociedad que los rodea y obtienen sus ideas y valores sobre el mundo a partir de lo que ven y experimentan en su entorno inmediato. Algo muy distinto ocurre en la adolescencia, etapa en la que los chicos se encuentran en mayor medida bajo la influencia de su grupo de iguales. La adolescencia es una etapa de desafío de las normas de los padres y de creación de unas reglas propias. Los adolescentes viven para ser diferentes, no para conformarse. Quieren desligarse o apartarse de su familia. Los niños en edad de latencia son menos dados a querer ser diferentes. Les gusta la seguridad, la conformidad, encajar. De manera que necesitan que sus padres estén cerca, que les echen un ojo y que influyan en ellos. Todavía no tienen la estructura cognitiva o la madurez de la adolescencia para encontrar sentido al mundo y desarrollar sus propios valores, sus ideas y conductas.

En 1961 el psicólogo Albert Bandura llevó a cabo una serie de estudios para comprobar si los niños aprendían su comportamiento imitando y adoptando como modelo lo que veían[4]. En el experimento participaron treinta y seis niños y treinta y seis niñas, de edades comprendidas entre los 3 y los 6 años. Se dejó a los niños y a las niñas en una habitación con una serie de juguetes y con un payaso hinchable gigante, un muñeco tentetieso que volvía a su posición cuando lo empujabas. Un grupo de niños presenció como un adulto se comportaba de manera agresiva con el muñeco tentetieso. Cuando les llegó el turno de jugar con el payaso, los niños que habían presenciado como el adulto daba puñetazos al muñeco mostraron también tendencia a ser agresivos. Tal y como había hecho el adulto, los niños lo golpearon, le dieron patadas y lo arrojaron por los aires. Incluso idearon nuevas formas de tratarlo mal, como lanzarle dardos o apuntarle con una pistola de juguete. Los niños expuestos a un adulto que no había interactuado con el tentetieso mostraron una agresividad mucho menor hacia él. Como resultado de sus experimentos, Bandura propuso su teoría del aprendizaje social, que dice que los niños aprenden la conducta social a través de la observación, fijándose en la conducta de otras personas. Fue esta una teoría revolucionaria para su época y ha sido clave para ayudarnos a comprender que el comportamiento de una persona resulta modelado por el ambiente. Aunque, sin duda, la psicología ha avanzado mucho desde los tiempos de Bandura y su experimento del muñeco tentetieso, su teoría del aprendizaje social sigue siendo importante hoy en día, especialmente cuando se aplica al tiempo de pantalla. Los niños aprenden lo que han de hacer de lo que ven a su alrededor. Aprenden por observación, imitación y adopción de modelos y, en los niños en edad de latencia, lo hacen a partir de la conducta de sus padres.

Tu hijo debe sentir que estás presente

Aunque la tecnología ha mejorado nuestras vidas de muchas maneras positivas, ha difuminado los límites entre vida laboral y vida familiar/vida en el hogar. Correos electrónicos, Skype y *smartphones* suponen que siempre estemos disponibles, sin importar dónde nos encontremos, y que nunca estemos realmente «libres de servicio». La vida moderna se caracteriza por la multitarea y lo habitual no es estar concentrados solamente en una actividad. Vivimos deprisa y en continua actividad. No hay tiempo muerto. Utilizamos la tecnología para que nuestra vida sea aún más eficiente y rápida. Esto significa que no estamos siendo para nuestros hijos un modelo de la importancia de la relaciones, de los vínculos, de tomarnos tiempo para valorar las cosas o trabajar en ellas. Y luego nos preguntamos por qué nuestros hijos están continuamente conectados. Como padres, hemos olvidado cómo es vivir despacio. En lugar de criar a nuestros hijos desde la serenidad, estamos siempre ocupados en múltiples tareas y ejerciendo de padres a toda prisa, y los niños ven esto y piensan que es lo normal en la vida. Tratamos constantemente de justificar nuestro comportamiento *online* ante ellos: «Es por el trabajo», «Dame 5 minutos», «espera» son cosas que oigo decir a los padres (incluida yo) a sus hijos mientras revisan el teléfono, el portátil o la *tablet*. Por desgracia, un niño en edad de latencia no lo entiende. Todo cuanto ve es a su padre o a su madre interactuando con una pantalla, no con ellos.

Recientemente el director de una escuela de enseñanza primaria colocó letreros pidiendo a los padres que, cuando recogieran a los niños al término de la jornada escolar, saludaran a sus hijos «con una sonrisa, no con un móvil». Muchos niños están acostumbrados a ver todo el tiempo a sus padres con la cabeza agachada y reciben el mensaje de que el dispositivo de sus padres es más importante que ellos. Los niños en edad de latencia del mundo actual han nacido en un mundo digital y muchos no saben cómo serían sus padres sin un dispositivo pegado a ellos. Los teléfonos inteligentes son ya casi como una prolongación de nuestras manos.

Los niños en edad de latencia necesitan sentir una conexión exclusiva. Necesitan saber que son importantes y que tienen toda tu atención. Necesitan que dejes el teléfono cuando están tratando de compartir contigo algo importante para ellos sobre el colegio o sus amigos. Necesitan el contacto visual y saber que realmente les estás escuchando, sin la distracción del aviso de un mensaje de texto o de un tweet. Y, sobre todo, necesitan que estés ahí.

Esto se debe a que los niños en edad de latencia tienen menor capacidad que los niños mayores para regular y procesar emocionalmente el mundo. Una de las habilidades que deben desarrollar para conseguirlo es la de comprender sus emociones y sentimientos, es decir, su estado mental. El ser capaz de comprender tu estado mental y el estado mental de otros se denomina *mentalización*. Es una habilidad esencial que los niños pequeños deben desarrollar para aprender a procesar y controlar sus sentimientos y ser capaces de empatizar y relacionarse con los demás.

A los padres les corresponde ayudar a los niños a desarrollar esta habilidad de mentalización. Cuando un padre o una madre ayuda a su hijo a entender lo que está sintiendo, dándole un nombre o describiéndoselo, está contribuyendo a que el niño desarrolle habilidades de mentalización. Todos hemos visto alguna vez a un niño angustiado porque está sobreestimulado y sufre una rabieta. Es posible que su padre o su madre diga: «Creo que estás cansado y necesitas una siesta». El niño insiste en que no está cansado, pero es incapaz de tranquilizarse. El padre se da cuenta de la sensación de angustia del niño y se lo explica y le ayuda a controlar su estado. Cuando un padre dice: «Estoy molesto contigo por tu comportamiento» o «Estoy muy orgulloso de ti porque…» está ayudando a que el niño desarrolle su capacidad de mentalización. Sin embargo, si tu mente está ocupada en otra cosa, serás incapaz de ayudar a tu hijo a que desarrolle esta capacidad y de ofrecerle un espacio de reflexión, lo cual supone un gran problema.

Conocemos desde hace muchos años los efectos negativos sobre los niños de no contar con un buen apoyo de sus padres para el desarrollo de la capacidad de mentalización. Los niños que han sufrido negligencia emocional corren un riesgo importante de sufrir en el futuro problemas emocionales y de salud mental. Pienso que actualmente nos encontramos ante una generación de niños que crecen recibiendo menor apoyo de mentalización de sus padres, no porque estos no puedan hacerlo o no estén bien, sino porque no se encuentran disponibles, al estar concentrados en sus dispositivos digitales. O bien los padres no están en conexión con sus hijos, o bien estos no están en conexión con sus padres.

Yo la llamo «la generación de las cabezas gachas». La mentalización requiere hablar de las cosas con tu hijo, hablar de cómo le ha ido el día y de lo que le ha pasado y de ayudarle a encontrar sentido a todo eso y a procesarlo. Considero que esto es especialmente importante en las niñas, que a menudo necesitan mucha ayuda para comprender los grupos de amistad y los dramas que los acompañan. Si no hablas con tu hijo o hija, entonces el problema se hace enorme.

Yo les digo siempre a mis hijos que, si están atascados en un problema y han probado ya todos sus recursos para resolver problemas, entonces deben venir a mí y preguntarme, porque yo tengo recursos diferentes a los suyos y tal vez juntando todas nuestras herramientas podamos solucionar algo. Si los hijos piensan que no pueden contar con sus padres, no les queda más opción que pensar por sí mismos, y pueden quedarse realmente muy atascados. Si un niño se guarda los problemas para sí mismo, es probable que sienta ansiedad y angustia. Como dicen algunos, «un problema compartido es medio problema». Y en el caso de los niños, más aún. Pero los niños ven a sus padres con sus dispositivos digitales y piensan que no pueden molestarlos. Una familia puede sentarse y ver juntos un programa de televisión y charlar los unos con los otros, mientras que creo que es menos probable que intentes hablar con alguien que está mirando una *tablet*, porque la impresión de que vas a interrumpir algo es mayor.

Debido a nuestra dependencia de la tecnología, estamos perdiendo muchas de las ocasiones que antes teníamos en la vida diaria para hablar con nuestros niños. Por ejemplo, en el coche. Hace unos años, un viaje en coche suponía una oportunidad para que padres e hijos charlaran; ahora lo más probable es que los hijos estén en los asientos posteriores del coche pegados a su *tablet*, ipod o móvil. Conozco a niños que no pueden hacer ni un trayecto de 10 minutos en coche si no van entretenidos con su *tablet*. Estamos perdiendo muchas ocasiones para hablar con nuestros hijos y ayudarles a dar sentido al mundo. Los padres tenemos que encontrar espacio en el día para estos momentos cotidianos tan importantes, aunque sean solo 5 o 10 minutos, empleados por ejemplo para charlar con tu hijo mientras está en el baño o antes de irse a la cama.

En un vídeo para la campaña «Pass It On» de la marca de calzado para niños Star-Rite, se preguntaba a niños de edades comprendidas entre los 7 y los 11 años cómo se sentían en lo referente al uso que hacían sus padres de las nuevas tecnologías. La mayoría de los niños dijeron que sus padres estaban obsesionados con la tecnología, lo cual hacía que se sintieran solos, estresados o ignorados[5]. Está bastante claro que, sea cual sea nuestra relación con los dispositivos electrónicos, nuestros hijos nos están diciendo que nuestro comportamiento les hace infelices y que nuestros dispositivos se interponen en nuestra labor como padres.

Pon en práctica lo que predicas

Los padres deben constituir un modelo de conducta en lo referente al tiempo de pantalla que queremos que tengan nuestros hijos. No se trata de diseñar un plan o un horario de tiempo de pantalla solo para tu hijo; se trata de trazar un plan para toda la familia. No puedes decir a tu hijo que deje su dispositivo si tú estás revisando tus correos mientras lo dices. Tienes que ser un modelo de lo que esperas que ellos hagan. Si suena tu móvil, en lugar de levantarte y descolgar, di: «Voy a dejar que salte el contestador, porque estoy hablando contigo». Estos gestos envían a nuestros hijos el mensaje de que ellos son más importantes que una pantalla y de que tú (como deberían hacer ellos) concedes prioridad a la interacción cara a cara, en lugar de ser esclavo o esclava de la tecnología. Si queremos que nuestros hijos tengan una actitud sana en lo referente al tiempo de pantalla, entonces los adultos también tenemos que tenerla.

Ya he aconsejado a los padres a lo largo de este libro que, por la noche, saquen los dispositivos electrónicos de la habitación de sus hijos, pero ¿cuántos padres duermen con el móvil en la mesilla de noche? ¿Cuántos de nosotros, lo primero que hacemos nada más despertarnos por la mañana y lo último que hacemos antes de dormirnos es revisar el móvil? Conozco a adultos que se despiertan por la noche e inmediatamente se conectan. Muchos adultos tienen malos hábitos de sueño o insomnio como resultado directo de un mal uso del móvil.

Nuestros hijos han crecido entre pantallas, *tablets* y móviles. No recuerdan los tiempos sin Facebook o YouTube. Los padres, en cambio, sí, pero ahora luchamos contra nuestra propia obsesión por la tecnología y la interacción social digital. Si no somos capaces de ser un modelo de desconexión, calma y compromiso con nuestra familia, entonces ¿qué podemos esperar de nuestros hijos?

Sabemos que la etapa de latencia es un momento fundamental para el desarrollo de relaciones sociales, para aprender a interactuar y a conectar con la gente. Pero en muchas familias sus miembros no se sientan a hablar los unos con los otros; cada uno está inmerso en su mundo, ocupado con sus dispositivos digitales. Las familias han cambiado como consecuencia del mundo digital. Hoy en día las personas están más distanciadas. Pocas veces la familia se sienta a ver la televisión todos juntos. Los padres tienen que buscar a sus hijos y estos a sus padres. Es muy fácil para los padres pensar que, dado que están físicamente juntos en la misma casa que sus hijos, ya están pasando tiempo con ellos, cuando a menudo no es este el caso.

Lo sé porque observo a mi propia familia y a las familias que visito como parte de mi trabajo clínico. Voy a la casa de una familia y lo primero que tengo que hacer como parte de mi trabajo es convocarlos a todos en una habitación para conocerlos. Y ello a menudo requiere que algún miembro de la familia envíe un mensaje a los demás para decirles que bajen al salón a conocerme. Estamos todos ahí, pero sin relacionarnos. Estamos todos ahí, pero no interactuamos. La gente está dispersa. Lo veo en mi propia casa. Acabamos de cenar, recogemos y de repente todo el mundo desaparece. Se retiran cada uno a su habitación y se dedican a sus cosas (sobre todo a sus dispositivos electrónicos). Creo que los padres deben ser conscientes de este acto de desaparición. Ya sé que todos trabajamos muchas horas y que no todas las familias tienen la oportunidad de comer juntos. Pero si, en todo un día no has estado con el resto de tu familia en la misma habitación al menos un rato -y esto ocurre con frecuencia en muchos hogares- entonces sospecho que no estáis disfrutando de suficiente tiempo en familia. Si sientes con frecuencia que hace mucho que no tienes una conversación frente a frente con alguien de tu familia, deberías preocuparte.

Qué se puede hacer en familia

Observo que, hoy en día, muchas familias necesitan ayuda para saber lo que pueden hacer con sus hijos, pues han llegado al extremo de olvidar cómo se pasa el tiempo con ellos.

A menudo los padres dicen que carecen de medios económicos para hacer algo con los niños, pero para muchas actividades no hace falta dinero. Mis colegas y yo hemos confeccionado una lista de veinte o treinta actividades gratuitas o muy baratas que los padres pueden realizar con sus hijos.

Recomiendo siempre que los padres intenten pasar todos los días 10 minutos jugando con sus hijos pequeños. Debería ser un juego dirigido por el niño, es decir no vale sacar un juego o un rompecabezas. Debe ser algo como elegir unos juguetes y después dejar que el niño tome la iniciativa. El padre o la madre ha de actuar como narrador en el juego: si tu hijo elige un dinosaurio, tú deberás decir algo así como: «Oh, tienes el dinosaurio. Me pregunto adónde irá». Y deja que el niño te lo cuente. Al principio puede que te resulte un poco falso, pero hay algo realmente poderoso en participar en el juego de tu hijo y dejar que él lleve la iniciativa. Funciona muy bien con niños de hasta 8 años. Es muy sencillo, pero para tu hijo puede suponer una gran diferencia. Dedica un tiempo todos los días a hacer algo con tu hijo, porque es muy importante centrarse en ellos en algún momento y cualquiera puede encontrar 10 minutos. Si tu hijo es algo mayor, entonces puedes dibujar con él o hacer juntos alguna otra cosa que le guste.

Otras actividades que puede hacer la familia son juegos como el Twister, el Monopoly o el Trivial. Creo que hacer juntos un rompecabezas es divertido y hay tiendas donde puedes comprar uno de 250 piezas por muy poco dinero. Podéis hacer manualidades (papel maché, pasta para modelar) o experimentos de ciencias con cosas que tengas por casa. Entra en www.activityvillage.co.uk y en theimaginationtree.com para encontrar inspiración. También YouTube y Pinterest son buenas fuentes de ideas para experimentos de ciencias y para manualidades para hacer en casa.

Otras posibilidades son imprimir figuras con sellos creados con patatas, pintar o hacer un *collage*. Puedes preparar cola mezclando harina de maíz con agua. También podéis hacer papiroflexia (www.origami-fun.com) o aviones de papel y después organizar una competición para ver qué avión vuela más lejos. Podéis construir un circuito de canicas con papel de aluminio y tubos de cartón de rollo de papel de cocina, o un circuito tipo dominó. Hay muchas cosas sencillas, baratas y divertidas que pueden hacer los padres con sus hijos para pasar juntos ese tiempo que es crucial para crear vínculos.

No olvides tampoco los beneficiosos efectos de salir a tomar el aire y también de hacer ejercicio. Lleva a tus hijos a bañarse, a observar pájaros, a construir una cabaña, a mirar las nubes o a dar un paseo y pídeles que busquen flores de todos los colores. Hay muchos parques nacionales y reservas naturales de entrada libre, y lagos, ríos y canales por cuyas orillas pasear. La organización británica National Trust, para la conservación de lugares históricos y naturales, ha publicado una lista de «50 cosas que hacer con niños menores de 11 y ¾» (www.nationaltrust.org.uk/50-things-to-do). ¿Cuántas de ellas has hecho ya con tus hijos?

En mi familia salimos a caminar todos los días. Tenemos un perro y mi obsesión es que todo el mundo se ponga el abrigo y, haga el tiempo que haga, salgamos a caminar. Incluso los miembros más reacios de la familia deben salir a pasear entre los árboles aunque solo sea 10 minutos. Mi hijo se sube a varios árboles y mi hija recoge flores que luego prensa en casa, y aprovechamos la ocasión para charlar. Salir a pasear te permite hablar con tu hijo sin establecer contacto visual directo con él o ella, pues camináis uno al lado del otro, y a los niños, sobre todo si son adolescentes, a menudo les resulta más fácil soltarse a hablar de esta manera.

Mis hijos pueden confirmar que la cocina no es la mejor de mis habilidades, pero siempre puedo preparar una bandeja de brownies o magdalenas y esta es una excelente manera de llegar hasta al más resistente de los niños. Y si no se nos ocurre ninguna receta, siempre podemos buscarla en YouTube.

Cómo reducir tu tiempo de pantalla

Aunque haya escrito este libro sobre los riesgos de un tiempo de pantalla excesivo, soy tan culpable del sobreuso de pantallas como cualquier padre o madre. Hablo continuamente con mis hijos sobre el uso que hacen de sus dispositivos electrónicos y de que estos no deben controlar sus vidas. Y ahora ellos me lo dicen a mí.

Los padres debemos ser más estrictos con nosotros mismos. Tenemos que reducir nuestro propio tiempo de pantalla y restablecer para nuestros hijos los límites de lo que se entiende por un uso aceptable de dispositivos elctrónicos. Está muy bien decir a tus hijos que tienen que apagar la *tablet* y conectar contigo, pero no funcionará si tú estas pegado a tu dispositivo y no estás disponible para conectar con tu hijo.

Un estudio llevado a cabo por investigadores de la Universidad de Washington[6] entrevistó a 249 familias con chicos de edades comprendidas entre los 10 y los 17 años acerca de las reglas que consideraban más importantes en el tema de la tecnología. Cuando los investigadores preguntaban a los chicos que reglas les gustaría que siguieran sus padres en cuanto al uso de la tecnología, las respuestas fueron:

✪ Estar presentes: los chicos sentían que los padres no debían utilizar la tecnología en determinadas situaciones, como por ejemplo cuando el niño está intentando hablar con su padre o su madre.

✪ Uso moderado: los padres deben utilizar la tecnología con moderación y en equilibrio con otras actividades.

✪ No mientras conducen: los padres no deben escribir mensajes mientras conducen o esperan en los semáforos.

✪ No a la hipocresía: los padres deben practicar lo que predican, como por ejemplo no conectarse a Internet en las comidas.

Los chicos del estudio dijeron también que les resultaba más fácil seguir en casa las reglas en materia de tecnología cuando la familia las había establecido en colaboración y cuando los padres también las respetaban. A nadie debería sorprenderle este punto. Lo que me sorprende y preocupa es lo difícil que resulta a padres y familias seguir un consejo tan sensato.

Un tiempo elevado de pantalla tiene mucho de hábito. Revisamos constantemente el móvil o la *tablet* sin apenas darnos cuenta de ello. ¿Cuántos de nosotros nos hemos visto absorbidos por ese agujero que es el tiempo de pantalla? Revisas un tweet o un mensaje y, antes de que te des cuenta, ha pasado una hora. Los dispositivos electrónicos hacen que estemos constantemente en una situación de multitarea, pero la multitarea no funciona; hace que seamos menos eficientes. Dispositivos como *tablets* y *smartphones* están teniendo un efecto negativo sobre el sueño y las relaciones de la gente. Enviamos mensajes de texto en lugar de llamar por teléfono e, incluso cuando nos reunimos con la gente cara a cara, no estamos plenamente presentes, pues a menudo tenemos un ojo puesto en el móvil.

El tiempo de pantalla ha conducido también a una pérdida de concentración: nos vemos constantemente interrumpidos en aquello que estamos haciendo por cada sonido de aviso del móvil y, si no lo revisamos, nos preocupa estar perdiéndonos algo. Tal vez hayas oído hablar del concepto de FOMO (iniciales del inglés «fear of missing out», miedo a perderse algo). El término fue añadido al *Oxford English Dictionary* en 2013. Define la idea de que es posible que tus iguales estén haciendo algo mejor de lo que estás haciendo tú y que no estés participando en ello. El entrar constantemente en las redes sociales puede conducir a un grave caso de FOMO.

Muchas personas sienten ansiedad si no tienen acceso a su móvil. Ahora hay un nombre para este miedo: nomofobia, el miedo a no tener acceso a un móvil que funcione (literalmente una combinación de las palabras «no», «móvil» y «fobia»). Como adultos, hemos de darnos cuenta de que el tiempo de pantalla es algo que no solo afecta a nuestros hijos, sino que también nos afecta a los padres.

Toma nota de tu propio uso de la tecnología

Lleva un registro de tu tiempo de pantalla. Anota cada vez que revisas el móvil, la *tablet* o el ordenador y durante cuánto tiempo. Existen diversas aplicaciones, como Moment (iPhone), BreakFree y QualityTime (Android), que registran la frecuencia con la que consultas el móvil, el tiempo que le dedicas y las aplicaciones que ocupan la mayor parte de ese tiempo. Una vez que sepas cuánto tiempo pasas (o pierdes) haciendo uso de tus dispositivos electrónicos, podrás hacer un esfuerzo consciente para reducirlo.

Limita tu tiempo de pantalla no laboral

Decide cuánto tiempo deseas pasar *online* y entonces activa la alarma del móvil para que te avise cuando haya transcurrido ese tiempo.

Utiliza alguna aplicación que te ayude a evitar distracciones con tus dispositivos electrónicos y a repartir el tiempo. Aplicaciones y páginas de bloqueo como Freedom y SelfControl te permiten crear tu propio horario de manera que puedes decidir lo que deseas bloquear y durante cuánto tiempo. Algunas aplicaciones te permiten bloquear todo Internet y Stay Focused restringe el tiempo que puedes pasar en ciertas páginas *web* y aplicaciones. Una vez que has consumido tu tiempo, el sitio queda bloqueado para el resto del día.

Desactiva las notificaciones

¿Necesitas realmente que el móvil te avise cada vez que un amigo publica algo en Facebook o que alguien comenta algo en tu Instagram? Pitidos y vibraciones sin fin te interrumpirán constantemente, te inducirán a revisar el móvil y te impedirán concentrarte en ninguna otra cosa.

Fuera de la vista, fuera de la mente

Deja el móvil en otra habitación o en el extremo opuesto de la habitación en la que te encuentres, o guárdalo en un cajón. Es menos probable que vayas a revisarlo si no lo ves o si tienes que levantarte para hacerlo.

Cambia los ajustes

Pon el móvil en modo «silencio», «avión» o «no molestar». En el modo «silencio» el móvil no suena, pero vibrará cuando recibas un mensaje o una llamada y la pantalla se encenderá. En el modo «no molestar» de un iPhone las notificaciones, alertas y llamadas dejan de sonar. Tu móvil sigue conectado y recibirá llamadas y datos, pero las notificaciones están desactivadas. Puedes personalizar este ajuste, de modo que incluso cuando el móvil esté en el modo de «no molestar» puedas recibir llamadas de ciertos números, como la canguro o el colegio de los niños, por ejemplo. En el modo «avión» el móvil no está conectado a la wifi ni a ninguna otra red y no puedes recibir ninguna llamada.

Realiza un control periódico de las aplicaciones

Revisa periódicamente las aplicaciones y elimina aquellas que no sean esenciales. Decide qué es lo que realmente necesitas (por ejemplo, Google Maps, Uber, aplicaciones de banca) y qué es aquello sin lo cual puedes vivir (¿juegos, redes sociales, noticias?). ¿Necesitas realmente tener Facebook y Twitter en el móvil, además de en el portátil? Cambia con regularidad la localización de las aplicaciones en el móvil, para no caer en el hábito de hacer clic siempre en las mismas aplicaciones, de manera automática, sin pensar en lo que haces. Al cambiarlas de sitio es más probable que ceses en este hábito y pienses en lo que realmente deseas hacer.

Compra un reloj de pulsera y un despertador

Si tienes reloj de pulsera y despertador, no necesitarás estar mirando constantemente el móvil para ver qué hora es ni tener el móvil en el dormitorio para despertarte por la mañana. Apaga tus dispositivos al menos una hora antes de irte a la cama y prohíbe los móviles en el dormitorio, para no tener la tentación de mirarlo por la noche o nada más despertarte por la mañana. Intenta levantarte, vestirte y desayunar antes de mirar el móvil, para prepararte para el día que empieza y despertarte poco a poco.

Date la oportunidad de aburrirte

En lugar de mirar automáticamente el móvil cuando estés en el autobús o en el tren, o simplemente cuando estés esperando a alguien con quien hayas quedado, ofrécete a ti mismo la oportunidad de sentarte y sentir el momento. Mira a tu alrededor o por la ventana o lee un libro o un periódico. Date cuenta de lo que ocurre a tu alrededor o habla con la gente. En el mundo de hoy pocas veces nos permitimos a nosotros mismos aburrirnos y tener algún momento de calma mental, al margen de una pantalla. Algunos expertos creen que el ser humano tiene sus ideas más originales y creativas cuando está aburrido, sin recibir constantes estímulos.

Vuelve a lo básico

Si te parece que realmente tienes un problema con el uso del móvil y te resulta imposible no revisarlo constantemente, cambia el *smartphone* por un móvil básico sin acceso a Internet, que puedas utilizar solo para llamadas y mensajes. Nokia ha anunciado recientemente que va a volver a lanzar su modelo 3310 en respuesta a la demanda de móviles más sencillos por parte de los consumidores.

La ventaja es que estos móviles son mucho más baratos y entrañan menor riesgo de seguridad si los perdemos o nos los roban (piensa en toda la información que guardas en un *smartphone*).

Fija un horario de conexión a Internet

En los primeros capítulos ya hablé de trazar un plan para el tiempo de pantalla de tu hijo, de modo que crea uno también para ti. Revisa las redes sociales o la lista de correos electrónicos solo en momentos determinados del día. Responde a los mensajes de texto por tandas, dos o tres veces al día (salvo que sean urgentes); esto es mucho más eficaz y te interrumpe menos en tu actividad diaria que contestarlos nada más recibirlos.

Haz algo sin el móvil

Procura salir de casa durante cortos períodos de tiempo sin el móvil. Ve a clase de yoga o a dar un paseo.

Cambia el mundo virtual por el mundo real

Prohíbete a ti mismo mirar el móvil siempre que estés con otra persona, ya sea comiendo con un amigo fuera de casa o pagando en el supermercado. En lugar de mandar un mensaje de texto, haz un esfuerzo para quedar con un amigo en la vida real o llámale para charlar. Si estás hablando con alguien, independientemente de quien sea, y te suena el móvil, no contestes.

Crea en casa áreas y momentos libres de dispositivos

Prohíbete los dispositivos electrónicos en el dormitorio e incluso en el cuarto de baño. Mi hijo se lleva a menudo la *tablet* al baño, lo cual me pone enferma. Establece algunas reglas en casa que todo el mundo tenga que cumplir, como el no a los dispositivos en las comidas o a la hora de dormir y no a los dispositivos a la hora del baño de los niños y del cuento.

Bloquea tu móvil con una contraseña larga y complicada

Elige una contraseña que puedas recordar, pero que sea larga (al menos veinte caracteres) y complicada de teclear, y que incluya números y símbolos. El hecho de tener que introducirla cada vez que quieras desbloquear el móvil te llevará un tiempo y en cierta medida te frustrará un poco, lo cual te hará desistir de mirarlo con tanta frecuencia.

Ante el deseo imperioso, respira

Si el impulso de revisar el móvil o la *tablet* te supera, entonces respira despacio. Cierra los ojos y respira profundamente. Inspira durante tres segundos y espira durante otros tres segundos. Si el deseo sigue ahí, repite la respiración.

Estudio de caso

Lisa era madre de dos hijas de 7 y 5 años, y vivía sola con ellas. Se puso en contacto conmigo porque estaba teniendo problemas con la conducta de las niñas. Sufría ansiedad porque se peleaban, estaban siempre alborotadas y fuera de control y le preocupaba que pudieran presentar un cuadro de TDAH.

LAS SESIONES

Fui a casa de Lisa para conocerla y obtener algo más de información sobre la vida cotidiana de su familia. Conocí también a las niñas y, aunque no me preocupó en absoluto su desarrollo, su comportamiento suponía sin duda todo un reto. Se negaban a prepararse para ir al colegio por la mañana, no se portaban bien en la mesa y se mostraban especialmente descontroladas a la hora de acostarse, levantándose constantemente de la cama. Lisa me dijo que todo esto le resultaba muy estresante porque recientemente había empezado a trabajar desde casa y por la tarde tenía mucho trabajo. Ahora que no trabajaba en una oficina había decidido dejar de llevar a las niñas al centro de cuidadores que se ocupaban de ellas después de clase y cuidarlas en casa.

Mi principal sensación cuando conocí a las niñas fue que se peleaban y se portaban mal para atraer la atención de su madre. Como es habitual en niños pequeños, obtener atención, aunque sea una atención negativa, es mejor que no recibir atención alguna. En mis distintas visitas a la casa, nuestra conversación se veía continuamente interrumpida por las llamadas de móvil que recibía Lisa o porque Lisa dejaba de hablar para responder a los correos de trabajo. Me di cuenta de que, cuando intentaba concertar citas con ella, le costaba mucho encontrar un momento para reunirnos, mientras respondía a toda velocidad a mensajes de texto y correos. Mi sensación como terapeuta fue que era muy difícil acceder a ella y, para ella, mostrarse disponible. Me resultaba difícil a mí, así que ¿cómo debía ser para sus hijas conseguir que les prestase toda su atención?

LA INTERVENCIÓN

Esta situación había llegado a convertirse en algo normal en su vida, pero Lisa no era consciente de su forma de trabajar y de que los dispositivos digitales se habían entrometido en su vida y estaban logrando que sus hijas se sintieran desatendidas. Era lógico que ella se sintiera mal y muy culpable cuando hablamos de ello. Me di cuenta de que quería hacer lo que fuera mejor para sus hijas y también prosperar económicamente por ellas. Le expliqué que puede que estuviera físicamente presente, pero que sus hijas sentían que no estaba ahí disponible para ellas. En el centro de atención postescolar se les prestaba mucha atención: sin embargo, aunque ahora estaban en casa con su madre después del colegio, no estaban recibiendo suficiente atención y por este motivo habían empezado a portarse mal. Lisa generalmente les ponía la televisión mientras trabajaba con el portátil.

Consideramos maneras sencillas de que Lisa pudiera estar más disponible para sus hijas, como establecer límites más claros entre el trabajo y la vida familiar. Comentamos la idea de que las niñas volvieran al centro 2 días a la semana después del colegio, lo cual permitiría a Lisa disponer de dos largos días para trabajar. Después, los días que las niñas estuvieran en casa, Lisa podría poner el móvil en modo «silencio» y cerrar el portátil durante un par de horas después de clase. También hablamos de que Lisa debía prestar a cada niña atención individual, así como aprender a jugar con ellas. Los problemas de comportamiento de sus hijas a la hora de acostarse se debían a que intentaban llamar la atención de su madre: estaban compitiendo con el portátil y el móvil, y siempre perdían.

Lisa empezó a seguir rutinas distintas para cada niña a la hora de acostarse. Se bañaban y después les leía un cuento. Esto le permitía hablar con ellas sobre el día que habían tenido y ayudaba a las niñas a procesar cualquier cosa por la que pudieran estar preocupadas.

EL RESULTADO

A las pocas semanas de realizar estos pequeños cambios, Lisa se dio cuenta de que el comportamiento de sus hijas poco a poco había empezado a mejorar. Seguir dos rutinas separadas para las niñas antes de acostarse alargaba el momento de llevarlas a la cama, pero a largo plazo le ahorraba tiempo, pues las niñas estaban más tranquilas por la noche. Lisa reorganizó su horario laboral para seguirlo de forma más estricta por la mañana mientras las niñas estaban en el colegio y tener luego más tiempo libre por la tarde. Podía desconectar un par de horas y pasar un poco de tiempo con las niñas a su regreso del colegio. Después podía trabajar otro rato, si era necesario, una vez que las niñas se habían acostado. También empezó a silenciar el arlo fuera de la vista para no tener la tentación de mirarlo. Todos los cambios fueron muy simples, pero hicieron que las niñas sintieran que Lisa estaba ahí para ellas, sin tener que competir con un dispositivo digital. Como resultado de ello, Lisa se encontraba más tranquila y sentía que tenía la situación más controlada. Además, estaba menos estresada tratando de compatibilizar el trabajo con sus hijas.

Señales de alarma

❖ Tu hijo o hija habla a menudo de tu tiempo de pantalla, o te desafía en lo que respecta a tu uso de los dispositivos digitales.

❖ Sientes ansiedad cuando estás lejos de tu móvil/dispositivo o si tienes la batería baja o estás fuera del alcance de una red wifi.

❖ Te sientes culpable por la cantidad de veces que tus hijos te encuentran con tu dispositivo cuando deberías estar interactuando con ellos.

❖ No puedes mantener una conversación sin revisar el móvil durante la misma.

❖ Te levantas de la mesa cuando oyes un bip en el móvil para revisar un mensaje de texto, o escribes mensajes mientras estás en la mesa.

❖ No te despegas de tu dispositivo digital mientras estás hablando con tu pareja o tus hijos, de modo que nunca estás plenamente centrado en la actividad que estás desarrollando con ellos.

❖ Lo primero que haces por la mañana y lo último que haces por la noche es revisar tu móvil.

❖ A veces miras si tienen algún mensaje en el móvil en mitad de la noche.

❖ Contestas al móvil si alguien te llama cuando estás en medio de una conversación con tu hijo.

❖ Habitualmente estás pendiente del móvil cuando te encuentras en compañía de tus hijos, incluso si estáis haciendo cosas juntos.

❖ Te resulta difícil sentarte y esperar sin sacar el móvil para pasar el rato.

Algunas soluciones

⊃ Predica con el ejemplo. Tienes que ser un modelo del tipo de comportamiento que quieres que tu hijo imite. Si tienes siempre la cabeza inclinada sobre un dispositivo, ¿por qué no debería tu hijo hacer lo mismo?

⊃ Establece reglas en lo referente a tu tiempo *online* y al de tus hijos. Habla con tus hijos sobre cuáles deben ser las reglas. Puedes prometer que no consultarás el correo electrónico ni contestarás al móvil cuando estés acostándolos. Interésate por las reglas que les gustaría aplicar en lo referente a tu tiempo digital.

⊃ Especifica directrices aplicables a toda la familia. Por ejemplo, nada de dispositivos en la mesa, nada de dispositivos después de una determinada hora por la tarde o designación de un tiempo libre de pantallas.

⊃ Crea buenos hábitos antes de iros a la cama, para ti y para los niños. Procura no mirar el móvil antes de irte a la cama -puedes dejarlo cargándose en otra habitación, o meterlo en un cajón. Tendrás menos tentación de revisarlo si no lo tienes al lado.

⊃ Establece momentos determinados del día para revisar las redes sociales, de manera que no interfieran en la vida familiar.

⊃ Saca el móvil del dormitorio por la noche. Compra un despertador. Lleva a cabo un plan de desintoxicación digital durante un día: observa qué se siente al no estar pendiente del móvil.

➲ Desactiva todas las notificaciones que no sean importantes. ¿Realmente necesitas que el móvil te avise con un sonido cada vez que un amigo publica algo en Facebook?

Agradecimientos

Mi primer agradecimiento va dirigido a todas las familias, niños y jóvenes con los que he trabajado. Son ellos los que han conseguido que me haya realizado en el desarrollo de mi profesión como psicóloga; de todos los niños y niñas y de todos los jóvenes con los que he tenido el honor de trabajar he aprendido siempre algo nuevo.

Mi gratitud también al trío Lot-Liv-Iz , que son la razón por la que hago lo que hago y por la que soy lo que soy. Gracias por continuar siendo mis eternos cobayas y por tener más paciencia, más madurez y más sabiduría que las que corresponderían a vuestras respectivas edades (y a veces a la mía propia).

Gracias, igualmente, a mis agentes literarios, Rowan Lawton y Rory Scarfe, por toda su ayuda y su saber hacer; a mi editora, Lindsey Evans, por encargarme este libro y por ayudarme a lograr que se convirtiera en realidad, y a Heather Bishop, por sus grandes esfuerzos para conseguir que así fuera.

Por último, deseo expresar mi más sincero agradecimiento a varios familiares y amigos, que merecerían algo más que una mención. Sois las personas que me ayudáis en todo momento a salvar todas las dificultades, cosa que no me sería posible sin vuestro incondicional apoyo. Gracias infinitas a Debbie, Elaine, Holly, Karen, Rupert, Victoria C., Victoria D. y Ollie.

Notas

Introducción

1. Ofcom (2016) «Children and parents: Media use and attitudes report». 5. Disponible en: https://www.ofcom.org.uk/research-and-data/media-literacy-research/children/children-parents-nov16.

2. Encuesta a padres de Channel 4 News (2015). Disponible en: http://www.comresglobal.com/wp-content/uploads/2015/09/Channel-4-News_Parents-Screen-use-Survey_September-2015.pdf.

3. Doctor Aric Sigman, citado en el *Huffington Post*, 22 May 2012. Disponible en: http://www.huffingtonpost.co.uk/2012/05/21/parenting-tv-time-bad-health-children_n_1533244.html.

4. Public Health England, citado en el *Daily Telegraph*, 16 de mayo de 2014. Disponible en: http://www.telegraph.co.uk/news/politics/10835157/Too-much-time-on-web-gives-children-mental-health-problems.html.

5. Kabali, H.K., Irigoyen, M.M., Nunez-Davis, R. et al. (2015) «Exposure and use of mobile media devices by young children». *Pediatrics*, 2015-51. Disponible en: http://pediatrics.aappublications.org/content/early/2015/10/28/peds.2015-2151.

225

6. Corder, K., Atkin, A., Bamber, D. et al. (2015) «Revising on the run or studying on the sofa: Prospective associations between physical activity, sedentary behaviour, and exam results in British adolescents». *International Journal of Behavioral Nutrition and Physical Activity, 12(106).* doi: 10.1186/ s12966-015 0269-2.

Capítulo 1

1. Ofcom (2016) «Children and parents: Media use and attitudes report». Disponible en : https://www.ofcom.org.uk/research-anddata/media-literacy-research/children/ children-parents-nov16.

2. Screen-based lifestyle harms children's health». *The Guardian,* 25 de diciembre de 2016. Disponible en: https:// amp.theguardian.com/educationl *2016/dec/25/*screen-based-lifestyle-harms-health-ofchildren

3. Ince, D.C., Swearingen, C.J. y Yazici, Y. (2009) «Wrist pain in 7-12-year-olds playing with game consoles/handhelds: Younger children have more pain, independent from time spent playing». *Arthritis & Rheumatism,* 60: 1234.

4. Bener, A., Al-Mahdi, H.S., Vachhani, P.]. et al. (2010) «Do excessive Internet use, television viewing and poor lifestyle habits affect low vision in school ¡children?» *Journal of Child Health Care,* 14(4): 375-85. *doi:10.1177/1367493510380081.*

5. Swing, E.L., Gentile, D.A., Anderson, C.A. et al. (2010) «Television and video game exposure and the development of attention problems». *Pediatrics,* 126(2): 214-21. *doi:10.1542/peds.2009-1508.*

6. Rideout, V. (2014) «Learning at home: families'educational media use in America». Revisión por el Joan Ganz Cooney Center. Disponible en: http://www.joanganzcooneycenter.org/ publication/ learning-at-home/.

7. Weis, R. y Cerankosky, B.C. (2010) «Effects of video game ownership on young boys' academic and behavioral functioning: a ran-

domized, controlled study». *Psychological Science*, 21(4): 463-70. doi:10.1177/0956797610362670.

8. Uhls, Y.T., Michikyan, M., Morris, J. et al. (2014) «Five days at outdoor education camp without screens improves preteen skills with nonverbal emotion cues». *Computers in Human Behavior*, 39: 387-92. http://doi.org/10.1016/j.chb.2014.05.036.

Capítulo 2

1. Ofcom (2016) «Children and parents: Media use and attitudes report». Disponible en: https://www.ofcom.org.uk/ research-and-data/media-literacy-research/children/children-parents-nov16.

2. Encuesta de grupo de TLF realizada por encargo de la marca de ropa infantil Vertbaudet. Publicada en: http://www.express.co.uk/ life-style/health/591277/ Mobile-phone-tablet-baby-children-te-chnology-Vertbaudet.

3. Encuesta realizada a 1.500 padres por Internet Matters con ocasión del Día internacional de Internet segura (febrero de 2017). Publicada en: http://www. dailymail.co.uk/news/article-4197494/ Almost-HALF-six-year-olds-*online*-bedrooms.html.

4. Liddle, E.B., Hollis, C., Batty, M.J. et al. (2011) «Task-related default mode network modulation and inhibitory control in ADHD: effects of motivation and methylphenidate». *Journal of Child Psychology and Psychiatry*, 52(7): 761-71. doi:10.1111/ j.1469-7610.2010.02333.x.

Capítulo 3

1. Ofcom (2012) «Children and parents: Media use and attitudes report». Disponible en: https://www.ofcom.org.uk/__data/assets/ pdf_file/0020/56324/main.pdf.

2. Encuesta realizada por Ao.com a 1.000 madres británicas; septiembre de 2015. Disponible en: http://www.mirror.co.uk/news/

technology-science/ technology/over-three-quarters-british-mums-6455379.

3. Rideout, V.J., Roehr, U.G. y Roberts, D.F. (2010) «Generation M2 : Media in the lives of 8-18-year-olds». Estudio de la Kaiser Family Foundation. Disponible en: https://kaiserfamilyfoundation. files. wordpress.com/2013/04/8010.pdf.

4. Gentile, D.A., Choo, H., Liau, A. et al. (2011) «Pathological video game use among youths: a two-year longitudinal study». *Pediatrics*, 127(2): e319-29. doi:10.1542/peds.2010-1353.

5. Christakis, D.A., Zimmerman, F.J., DiGiuseppe, D.L. et al. (2004) «Early television exposure and subsequent attentional problems in children». *Pediatrics*, 113(4): 708-13.

6. Gentile, D.A., Reimer, R.A., Nathanson, A. et al. (2014) «Protective effects ofparental monitoring of children's media use: a prospective study». *JAMA Pediatrics*, 168(5): 479-84.

Capítulo 4

1. Datos de 2015/2016 del National Child Measurement Programme. Publicados en Mayor, S. (2016) «Over a third of children aged 10-11 in England are overweight or obese». *BMJ*, 355: i5948. Disponible en: http://www.bmj.com/content/355/ bmj.i5948.

2. Artículo de Sebastian Coe en el *Daily Telegraph*, 8 de abril de 2014.

3. Griffiths, L.J., Cortina-Borja, M., Sera, F. et al. (2013) «How active are our children? Findings from the Millennium Cohort Study». *BMJ Open*, 3:e002893.doi: 10.1136/bmjopen-2013-002893.3.

4. Datos del British Heart Foundation National Centre for Physical Activity and Health, con sede en la Loughborough University. Disponible en: http://www.telegraph.co.uk/news/health/ news/12108895/tablet-generation-means-nine-in-10-toddlers-live-couch-potato-lives.html.

5. Nightingale, C.M., Rudnicka, A.R., Oonin, A.S. et al. (2017) «Screen time is associated with adiposity and insulin resistance in children». *Archives of Disease in Childhood*, 13 de marzo. doi:10.1136/archdischild-2016-312016.

6. Estudio a cargo del National Center for Education Statistics británico (2011) «Kindergartenclass of 2010-11 (ECLS-K:2011)». Disponible en: https://nces.ed.gov/ecls/kindergarten2011.asp.

7. Gentile, O.A., Reimer, R.A., Nathanson, A. et al. (2014) «Protective effects of parental monitoring of children's media use: a prospective study». *AMA Pediatrics*, 168(5): 479-84.

8. Aggio, D., Fairclough, S., Knowles, Z. et al. (2012) «Temporal relationships between screen time and physical activity with cardiorespiratory fitness in English schoolchildren: A 2-year longitudinal study». Disponible en: https://www.researchgate. net/publication/224913575_Temporal_relationships between_ screen-time_and_physical_activity_with_ cardiorespiratory_ fitness_in_English_Schoolchildren_A_2-year_longitudinal_study.

9. Maddison, R., Ni Mhurchu, C., Jull, A. et al. (2007) «Energy expended playing video console games: an opportunity to increase children's psysical activity?» *Pediatric Exercise Science*, 19 (3): 334-43. doi:http//dx.doi.org/10.1123/pes.19.3.334.

10. Maddison, R., Foley, L., Ni Mhurchu, C. et al. (2011) «Effects of active video games on body composition: a randomized controlled trial». *American Journal of Clinical Nutrition*, 94(1): 156-63. Disponible en: http://ajcn.nutrition.org/ content/94/1/156.short.

11. Mattriciani, L, Olds, T. y Petrov, J. (2012) «In search of lost sleep: Secular trends in the sleep time of school-age children and adolescents». *Sleep Medicine Review Journal*, 16(3): 203-11. doi:10.1016/j.smrv.2011.03.00516(3).

12. Hale, l. Guan, S. (2015) «Screen time and sleep among school-aged children and adolescents: A systematic literature review». *Sleep Medicine Review Journal*, 21: 50-58. doi:10.1016/j. smrv.2014.07.007.

13. Encuesta para Tiger Mobiles, realizada por la empresa de sondeos Carter Digby en el Reino Unido en octubre de 2016, en la que se entrevistó a 1.635 adultos con hijos de edades comprendidas entre los 5 y los 14 años.. Disponible en: https:// www.tigermobiles. com/2016/11/majority-parents-worried-childrens-screen-time-bed-survey-finds/.

14. Higuchi, S., Motohashi, Y, Liu, Y. et al. (2005) «Effects of playing a computer game using a bright display on presleep, physiological variables, sleep latency, slow wave sleep and REM sleep». *Journal of Sleep Research*, 14(3): 267-73.

15. Dworak, M, Schierly, T, Bruns, T et al. (2007) «Impact of singular excessive computer game and television exposure on sleep patterns and memory performance of school-aged children». *Pediatrics*, 120(5): 978-85. Disponible en: http:// pediatrics.aappublications. org/content/120/5/978.

Capítulo 5

1. Griffiths, M.D. y Hunt, N. (1998) «Dependence on computer games by adolescence». *Psychological Reports*, abril: 475-80.

2. Weinstein, A.M. (2010) «Computer and video game addiction - a comparison between game users and non-game users». *American Journal of Drug & Alcohol Abuse*, 36: 268-76. doi:10.3109/0095299 0.2010.491879.

3. Han, D.H., Bolo, N., Daniels, M.A. et al. (2011) «Brain activity and desire for Internet video game play». *Comprehensive Psychiatry*, 52(1): 88-95.

4. Kardaras, N. (2016) «It's "digital heroin": How screens turn kids into neurotic junkies». *New York Post*, 27 de agosto. Disponible en: http://nypost.com/2016/08/27/its-digital-heroin-how-screens-turn-kids-into-psychotic-junkies/.

5. Hou, H., Jia, S., Hu, S. et al. (2012) «Reduced striatal dopamine transporters in people with Internet addiction disor-

der». *Journal of Biomedicine & Biotechnology.* http://dx.doi. org/10.1155/2012/854524.

6. Lin, F., Zhou, Y., Du, Y. et al. (2012) «Abnormal white matter integrity in adolescents with Internet addiction disorder: a tract-based spatial statistics study». *PloS ONE 7*(1). http://dx.doi. org/10.1371/journal.pone.0030253

Capítulo 6

1. «More than half of parents unaware of age limit on social media». Encuesta *online* realizada en el Reino Unido a 4.000 personas, 2.608 de las cuales eran padres. Desarrollada en noviembre de 2016 por ResearchBods Ltd para la NSPCC. Disponible en: https://www.nspcc. org.uk/what-we-do/news-opinion/social-media-age-limit/.

2. Encuesta The Social Age, de Knowthenet (octubre de 2016) que entrevistó a 1.006 padres de niños de edades comprendidas entre 8 y 16 años y a 1.004 niños del mismo intervalo de edades. Disponible en: http://213.248.242.14/ articles/kids-not-equipped-coming-digital-age-nine.

3. «Measuring national well-being: Insights into children's mental health and well-being» (2015). Disponible en: https://www.ons. gov. uk/peoplepopulationandcommunity/wellbeing/articles/ measuringnationalwellbeing/2015-10-20

4. Best, P., Manktelow, R. y Taylor, B. (2014) «*Online* communication, social media and adolescent wellbeing: a systematic narrative review». *Children and Youth Services Review.* doi:10.1016/j. childyouth.2014.03.001.

5. Estudio en el que se entrevistó a 500 profesores realizado por la empresa organizadora de viajes escolares JCA (2010). Publicado en: http://www.telegraph.co.uk/ education/educationnews/8142721/Social-networking-teachers-blame-Facebook-and-Twitter-for-pupils-poor-grades.html.

6. Clark, C., Hawkins, L., National Literacy Trust (2010) «Young People's Reading: The importance of the home environment and family support». Disponible en: http://www.literacytrust.org.uk/research/nlt_research/2055_young_people_s_reading_the_importance_of_the_home_environment_and_family_support.

7. Informe del Comisionado para la Infancia británico (2017) «Growing up digital». Disponible en: http://www.childrenscommissioner.gov.uk/publications/growing-digital.

Capítulo 7

1. Comunicado de prensa de Childwise. Disponible en: http://www.childwise.co. uk/uploads/3/1/6/5/31656353/childwise_press_release_-_ monitor_2016.pdf.

2. Encuesta The Social Age, de Knowthenet. Disponible en: http://213.248.242.14/articles/kids-not-equipped-coming-digital-age-nine.

3. NSPCC (2016) «What children are telling us about bullying: Childline report 2015-16». Disponible en: https://www.nspcc.org.uk/globalassets/documents/research-reports/what-children-are-telling-us-about-bullying-childline-bullying-report-2015-16.pdf.

4. «Cyberbullying triples according to new McAfee "2014 Teens and the Screen" study». Estudio desarrollado por McAfee. Disponible en: https://www.mcafee.com/us/about/news/2014/ q2/20140603-01.aspx.

5. Hinduja, S. y Patchin, J.W. (2015) «Cyberbullying victimization». Estudio del Cyberbullying Research Center. Disponible en: http://cyberbullying.org/2015-data.

Capítulo 8

1. Mazurek, M.O. y Wenstrup, C. (2013) «Television, video game and social media use among children with ASD and typically

developing siblings». *Journal of Autism and Developmental Disorders*, 43(6): 1258-71. doi:10.1007/s10803-012-1659-9.

2. Mazurek, M.O. y Engelhardt, C.R. (2013) «Video game use and problem behaviors in boys with autism spectrum disorders». *Research in Autism Spectrum Disorders*, 7(2): 316-24. http://doi.org/10.1016/j.rasd.2012.09.008.

3. Engelhardy, C.R., Mazurek, M.O. y Sohl, K. (2013) «Media use and sleep among boys with autism spectrum disorder, ADHD, or typical development». *Pediatrics*, 132(6): 1081-9. doi:10.1542/peds.2013-2066

4. Cross, E.-]., Richardson, B., Douglas, T. et al. (2009) «Virtual violence: protecting children from cyberbullying». Beatbullying, Londres.

Capítulo 9

1. Estudio realizado por el sitio de intercambio y de comparación de precios de juegos www.Playr2.com, en el que se entrevistó a 1.221 padres de jóvenes de 17 años que jugaban a videojuegos con frecuencia. Disponible en: *http://kotaku.com/5901395/* two-thirds-ofparents-admit-they-dont-bother-checking-video-gameage-ratings.

2. Anderson, C.A., Shibuya, A., Ihori, N. et al. (2010) «Violent video game effects on aggression, empathy, and prosocial behavior in Eastern and Western countries: a meta-analytic review». *Psychological Bulletin,* 136(2): 151-73. *doi:10.10371* a0018251.

3. Carnagey, N., Anderson, C. y Bushman, B. (2007) «The effect of video game violence on physiological desensitization to real-life violence». *Journal of Experimental Social Psychology,* 43: 489-96. doi: *10.10161* j.jesp.2007.04.007.

4. Gentile, D.A., Lynch, P.]., Linder,].R. y Walsh, D.A. (2004) «The effects of violent video game habits on adolescent hostility, aggressive behaviors, and school performance». *Journal of Adolescence* 27(1): 5-22. doi:10.1016/j.adolescence.2003.10.002.

5. Przybylski, A.K., Deci, E.L., Rigby, C.S. et al. (2014) «Competen-ce-impeding electronic games and players' aggressive feelings, thoughts, and behaviors». *Journal of Personality and Social Psychology*, 106(3): 441-57.

6. Adachi, P.J.C. y Willoughby, T. (2011) «The effect of video game competition and violence on aggressive behavior: which charac-teristic has the greatest influence?» *Psychology of Violence*, 1(4): 259-74. doi:10.1037/a0024908.

7. Lemmens, J.S., Valkenburg, P.M. y Peter, J. (2011) «The effects of pathological gaming on aggressive behavior». *Journal of Youth and Adolescensce*, 40(1): 38-47.

8. Ortiz de Gortari, A.B., Aronsson, K. y Griffith, M. (2011) «Game transfer phenomena in video game playing: a qualitative inter-view study international journal of cyber behavior, psychology and learning». *International Journal of Cyber Behavior, Psychology and Learning (IJCBPL)*. doi:10.4018/ ijcbpl.2011070102.

Capítulo 10

1. Encuesta de la organización benéfica Action for Children (enero de 2016). Disponible en: https://www.actionforchildren.org.uk/news-and-blogs/whats-new/2016/january/unplugging-from-te-chnology/.

2. Blum-Ross, A. y Livingstone, S. (2016) «Families and screen time: current advice and emerging research». LSE Media Policy Project, Media Policy Brief The London School of Economics and Politi-cal Science, Londres, Reino Unido. Disponible en: http://eprints.lse.ac.uk/66927/1/Policy%20Brief%2017-%20 Families%20%20 Screen%20Time.pdf

3. Encuesta realizada a más de 1.000 padres, a cargo de ComRes para Channel 4 News, de la BBC. Disponible en: http://www.mirror.co.uk/news/ technology-science/technology/rise-iparen-ting-survey-reveals-parents-6487093.

Capítulo 11

1. «Making Learning Mobile», proyecto de Project Tomorrow and Kajeet. Disponible en: http://www.tomorrow.org/publications/MakingLearningMobile.html.

2. Formby, S (2014) «Parents' Perspectives. Children's Use of Technology in the Early Years». The Literacy Trust.

3. Flewitt, R., Messer, D. y Kucirkova, N. (2914) «New directions for early literacy in a digital age: The iPad». *Journal of Early Childhood Literacy*, 15(3): 289-310. doi:10.1177/1468798414533560.

4. Dye, M.W., Green, C.S. y Bavelier, D. (2009) «The development of attention skills in action video game players». *Neuropsychologia*, 47(8-9): 1780-9. doi:10.1016/j. neuropsychologia.2009.02.002.

5. Green, C.S. y Bavelier, D. (2003) «Action video game modifies visual selective attention». *Nature*, 423: 534-7.

6. Olson, C.K. (2010) «Children's motivation for video game play in the context of normal development». *Review of General Psychology*, 14(2): 180-7.

7. Lieberman, D.A., Chamberlin, B., Medina, E. et al. (2011) «The power of play: Innovations in Getting Active Summit 2011: a science panel proceedings report from the American Heart Association». *Circulation*, 123(21): 2507-16. doi:10.1161/ CIR.0b013e318219661d.

8. Maskey, M., Lowry, J., Rodgers, J. et al. (2014) «Reducing specific phobia/fear in young people with autism spectrum disorders (ASDs) through a virtual reality environment intervention». PLoS One. Disponible en: doi.org/10.1371/journal.pone.0100374.

Capítulo 12

1. Ofcom (2014) «Adults' media use and attitudes report». Disponible en: https://www.ofcom.org.uk/__data/assets/pdf_file/0020/58223/2014_adults_report.pdf.

2. Encuesta a 1.500 adultos realizada por OnePoll para First Direct. Resultados publicados en: http://www.independent.co.uk/life-style/ gadgets-and-tech/news/britons-spend-62m-hours-a-day-on-social-media-thats-an-average-one-hour-for-every-adult-and-child-8567437.html.

3. Estudio de Opinion Matters para la New Forest National Park Authority. Resultados publicados en: http://www.telegraph.co.uk/ technology/news/10981242/Screen-addict-parents-accused-of-hypocrisy-by-their-children.html.

4. Bandura, A., Ross, D. y Ross, S.A. (1961) «Transmission of aggression through imitation of aggressive models». *Journal of Abnormal and Social Psychology*, 63: 575-82.

5. Campaña de vídeo «Pass It On» para Start-rite. Publicada en: http://www.dailymail.co.uk/femail/article-3194143/ Children-reveal-parents-addiction-mobile-phones-makes-REALLY-feel-thought-provoking-new-video.html.

6. Hiniker, A., Schoenebeck, S.Y. y Kientz, J.A. (2016) «Not at the dinner table: parents' and children's perspectives on family technology rules». *CSCW '16*, 1376-89. doi:10.1145/2818048.2819940.

Índice temático

Índice temático

Otros títulos de la colección

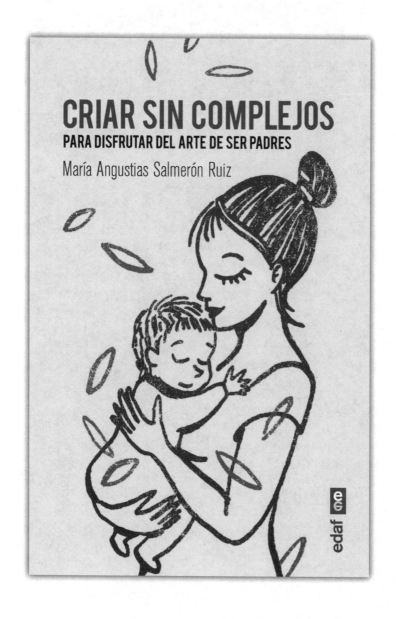

María José Cabanillas

Ho'oponopono
Para niños

Te amo

Lo siento

Por favor, perdóname

edaf

Mariló Gascón Aguilar

Creciendo con Mindfulness

En casa y en la escuela

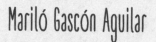

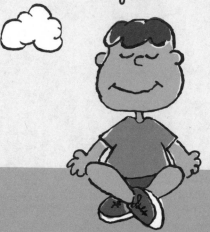

Prólogo de Vicente Simón

edaf